AF645157

GÜNTHER H. HEEPEN

QUICKFINDER SCHÜSSLER-SALZE

DER SCHNELLSTE WEG ZUM RICHTIGEN MITTEL

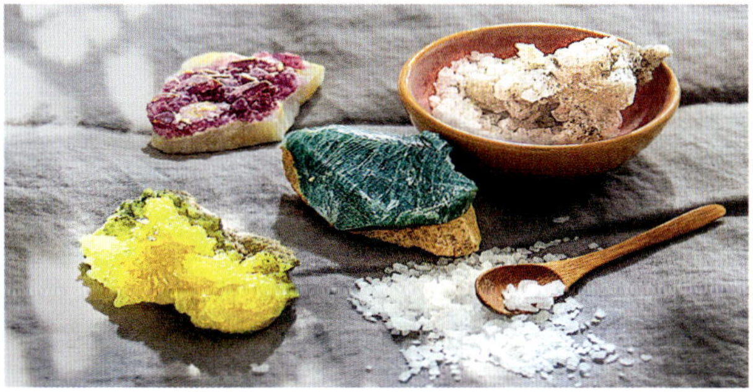

Vorwort

Sie suchen eine Heilmethode, die Ihnen bei Beschwerden von Kopf bis Fuß schnell und wirkungsvoll hilft? Dann haben Sie mit den Schüßler-Salzen die richtige Wahl getroffen! Denn genau diesen Anspruch hatte schon vor über 130 Jahren der Entdecker der Schüßler-Salze, Dr. med. Wilhelm Heinrich Schüßler. Er suchte nach einer Behandlungsmethode, die schnell hilft und die auch der medizinische Laie zur Selbstbehandlung einsetzen kann. Bei seiner Suche stieß Dr. Schüßler auf die Mineralstoffe. Sie regulieren vielfältige Abläufe im menschlichen Organismus, beispielsweise die Zellteilung oder die Versorgung der Zellen mit Nährstoffen. Ist die Aufnahme von Mineralstoffen oder deren Verteilung im Körper gestört, kommt es zu Beschwerden. Schüßler-Salze wirken heilend, indem sie gestörte Abläufe wieder ins Gleichgewicht bringen und den Mangel an Mineralstoffen ausgleichen. Das Resultat: Sie werden schnell gesund, das Zusammenspiel der Organe untereinander funktioniert wieder, so dass Ihr Organismus optimal arbeiten kann.

Schüßler-Salze haben drei entscheidende Vorteile. Erstens: Mit nur zwölf Basis- und weiteren zwölf Ergänzungsmitteln verfügt die Behandlungsmethode über einen sehr überschaubaren Heilmittel-Schatz, der in keiner Hausapotheke fehlen sollte. Zweitens: Schüßler-Salze haben keinerlei Nebenwirkungen. Es kommt auch nicht – wie es etwa bei homöopathischen Medikamenten oft der Fall ist – zu einer sogenannten Erstverschlimmerung. Und drittens handelt es sich um eine Therapie, die leicht im Alltag umzusetzen ist. Wenn Sie die Salze mit Hilfe dieses Buches zur Selbstbehandlung einsetzen möchten, finden Sie in Kürze das zu Ihnen und Ihren Beschwerden passende Mittel.

Hunderttausende von Anhängern, die die Schüßler-Salze in den vergangenen Jahren gefunden haben, sind eine Bestätigung für Dr. Schüßlers fantastische Behandlungsmethode. Und sein damaliger Wunsch, eine Heilmethode zu entwickeln, die einmal eine Volksheilmethode für jedermann werden könnte, hat sich heute erfüllt. Diese Volksheilmethode möchte ich Ihnen verständlich machen und Sie ermuntern, Dr. Schüßlers heilende Salze bei Beschwerden einzusetzen. Vielleicht geht es Ihnen dann eines Tages so wie mir, dass Sie dem Verdienst Dr. Schüßlers, eines einfachen Allgemeinarztes aus Oldenburg, nicht nur Respekt, sondern höchste Anerkennung zollen.

Mit diesem QUICKFINDER möchte ich Ihnen dabei helfen, dass Sie schnell und präzise Ihr Salz finden – und Ihre Gesundheit wiedererlangen oder stabilisieren. Vielleicht blicken auch Sie dann eines Tages mit Begeisterung auf Dr. Schüßlers Heilmethode.

Ihr Günther H. Heepen

Inhalt

1. Schüßler-Salze – ein kurzer **Überblick**

Sie ist 130 Jahre alt, aber sie hat nichts von ihrer Aktualität verloren: die Biochemie, die Behandlung mit Mineralsalzen, die von dem Arzt und Homöopathen Dr. Heinrich Wilhelm Schüßler begründet wurde. Heute hat sie weltweit Tausende von Anhängern, die die Schüßler-Salze bei Alltagsbeschwerden genauso einsetzen wie zur Unterstützung bei einer ärztlichen Therapie.

ZUNÄCHST DAS WICHTIGSTE: Dr. Schüßler entdeckte zwölf Mineralsalze (= Basissalze). Diese zwölf Salze steuern wesentliche Prozesse in unserem Körper und tragen dazu bei, dass wir gesund bleiben beziehungsweise wieder gesund werden. Die zwölf Basissalze (Schüßler selbst arbeitete sogar nur mit elf Salzen, das zwölfte verwarf er wieder) reichen für die Behandlung der meisten Beschwerden völlig aus. Nach Dr. Schüßlers Tod setzten sich seine Nachfolger mit der Frage auseinander, ob noch mehr Mineralsalze für die Behandlung von Krankheiten notwendig sind. Sie fanden weitere Salze, die sich für die Ausheilung von Beschwerden als hilfreich erwiesen. So wurde das Heilsystem nach und nach um weitere zwölf Mittel ergänzt. Die meisten davon haben wir dem Biochemiker Dieter Schöpwinkel aus Mülheim an der Ruhr (1876–1946) zu verdanken. Schüßler-Salze haben sich bei vielen Krankheiten bewährt.

Wenn die normale Funktion eines Organs aufgrund einer krankhaften Störung aus dem Lot geraten ist, helfen sie uns, Funktionsabläufe zu normalisieren. Sie stärken den Körper und machen ihn widerstandsfähig. Aber sie leisten noch viel mehr! Sie beeinflussen unser Aussehen, indem sie Haut, Haare und Nägel kräftigen und glätten. Sogar für Geist und Psyche sind die Salze heilsam. Sie wirken positiv auf unser seelisches Befinden und steigern die geistige Fitness. Denn alle Abläufe in unserem Körper sind auf Mineralstoffe angewiesen.

Ich möchte Sie mit diesem QUICKFINDER ermuntern, die Schüßler-Salze bei Ihren Beschwerden einzusetzen. Machen Sie sich auf den folgenden Seiten mit den Besonderheiten der Schüßler-Salze vertraut, und nutzen Sie die übersichtlichen Diagramm-Tafeln im Beschwerdeteil ab Seite 14, um schnell das für Sie richtige Mittel zu finden!

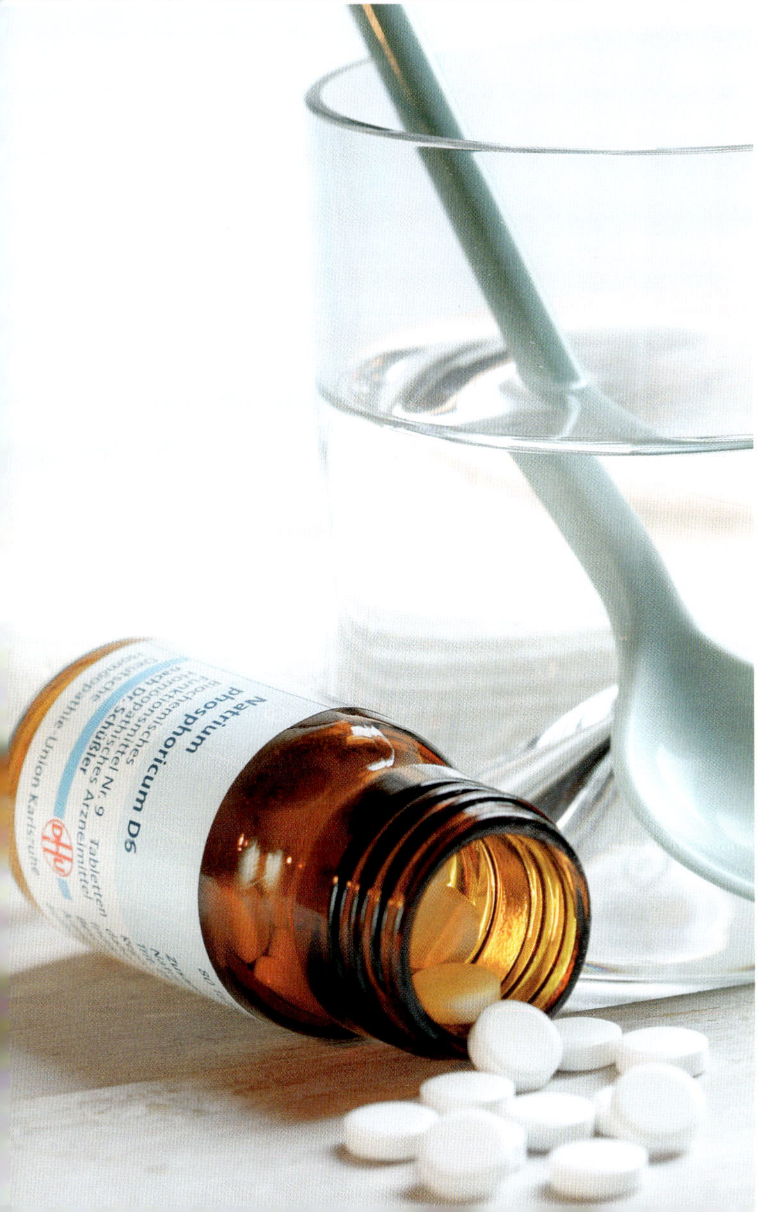

In diesem Kapitel

Einführung in die Behandlung mit Schüßler-Salzen – das sollten Sie wissen

Besonderheiten der Schüßler-Salze – das sollten Sie beachten

Einführung in die Behandlung mit Schüßler-Salzen – das sollten Sie wissen

Neue Wege in der Medizin

Das Bemerkenswerte an Dr. Schüßlers Mineralsalztherapie ist, dass diese zu einer Zeit entwickelt wurde, als die Behandlung mit Mineralstoffen noch in den Kinderschuhen steckte. Damals, Ende des 19. Jahrhunderts, hatten die großen Physiologen entdeckt, dass Mineralstoffe und Spurenelemente überall im Körper vorkommen. Die Wissenschaftler schlossen aus deren Vorhandensein, dass Mineralsalze an lebensnotwendigen Aufbau-, Funktions- und Reaktionsprozessen beteiligt sind. Wissenschaftlich untermauert wurde diese These jedoch erst im 20. Jahrhundert. Umso faszinierender ist das, was Dr. Schüßler vor 130 Jahren feststellte – in einer Zeit, in der über die therapeutische Anwendung der Mineralstoffe erst spekuliert wurde. Seine Behandlungsmethode nannte Dr. Schüßler »Biochemie« – abgeleitet vom griechischen Wort bios (Leben) und von Chemie (die Wissenschaft von den Elementen) –, was so viel bedeutet wie »Chemie des Lebens«. Gemeint sind damit im Bereich der Naturwissenschaften die chemischen Vorgänge im Körper wie etwa die Verdauung. Schüßler übernahm diesen Begriff, da auch die Mineralsalze in den Körperzellen chemische Vorgänge steuern, zum Beispiel die Zellteilung oder die Nährstoffverwertung.

Einzigartig: Wenig Salze gegen viele Beschwerden

Was sind Schüßler-Salze? Was überhaupt sind Salze? Sind sie in hohen Dosen nicht schädlich? – Diese Fragen stellen mir meine Patienten oft. Ich kann ihre Bedenken, wenn es um das Wort »Salz« geht, gut nachvollziehen. Jahrzehntelang hat die Medizin gewarnt: »Salz ist schädlich!« Aber wir dürfen nicht vergessen, dass es dabei stets um Kochsalz ging. In großen Mengen eingenommen, kann es lebensgefährlich sein. Deshalb Salz pauschal als schlecht zu verurteilen ist aber nicht richtig. Mineralsalze nämlich sind lebensnotwendig. Und Schüßler-Salze sind Mineralsalze (= Mineralstoffe), die bei ihrer Herstellung einem ganz bestimmten Prozess unterworfen werden. Mineralsalze sind, ähnlich wie Vitamine, für alle unsere Gewebe und Organe wichtig. Täglich nehmen wir sie mit der Nahrung auf. (Das ist wichtig, denn der

Körper kann sie nicht selbst bilden!) Ohne Mineralsalze gäbe es beispielsweise keine stabilen Knochen, der Darm könnte seine Tätigkeit nicht verrichten, und Haut, Haare und Nägel würden nicht wachsen und gedeihen!
Wenn Beschwerden auftreten, das hat Dr. Schüßler erkannt, kann dies mineralstoffbedingte Ursachen haben. Beispielsweise gelangen die lebensnotwendigen Mineralsalze nicht dorthin, wo sie wirken sollen. Oder aber die Zelle, die kleinste selbstständige Lebenseinheit, kann die Mineralstoffe nicht aufnehmen. Hier helfen die speziell aufbereiteten Schüßler-Salze!

Der Unterschied: Mineralsalze und Schüßler-Salze

Haben Sie sich schon einmal in der Apotheke Magnesium oder Kalzium besorgt und eingenommen? Das sind stoffliche, also nicht homöopathisch aufbereitete Mineralsalze. Damit füllen Sie Ihr Mineralstoffdepot im Körper auf. Das ist sinnvoll, wenn Sie Sport treiben oder einen erhöhten Bedarf an Mineralstoffen haben, etwa in der Schwangerschaft. Mit Schüßler-Salzen können Sie diesen erhöhten Bedarf nicht decken, dazu sind sie zu fein in ihrer Trägersubstanz Milchzucker verteilt (zur Herstellung siehe Seite 9). Schüßler-Salze decken zwar einen geringfügigen Bedarf in der Zelle, aber Sie können nicht beispielsweise 300 Milligramm Magnesium mit Schüßler-Salz-Tabletten aufnehmen. Dennoch zeigen Schüßler-Salze auch hier eine bemerkenswerte Wirkung.

→ Wer war Dr. Schüßler?

Wer war dieser Dr. Schüßler, der so Einzigartiges leistete? – Wilhelm Heinrich Schüßler wurde am 21. August 1821 im norddeutschen Bad Zwischenahn geboren. Bereits als Schüler interessierte er sich für die Homöopathie. Da sein Vater die Familie nicht allein ernähren konnte, musste der junge Wilhelm Heinrich helfen, den Lebensunterhalt zu verdienen. Zunächst arbeitete er als Privatlehrer und später als Ratsschreiber bei der Stadt Oldenburg. Mit 32 Jahren entschied er sich, seinen Traum, Homöopath und Arzt zu werden, zu verwirklichen, und nahm in Paris das Studium der Medizin auf. Nach seinem Examen ließ er sich als Arzt und Geburtshelfer in Oldenburg nieder. Von Anfang an behandelte er seine Patienten nach den Grundsätzen der Homöopathie und war damit der erste homöopathisch arbeitende Arzt im Großherzogtum Oldenburg. Dort starb er am 30. März 1898.

Wie wirken Schüßler-Salze?

Schüßler-Salze wirken auf zweierlei Art und Weise im Körper: Sie haben einerseits einen Regulationseffekt, denn sie bringen die Mineralstoffverteilung im Körper ins Gleichgewicht. Andererseits haben sie einen Nährstoffeffekt, indem sie den Mineralstoffbestand der Zelle durch winzige Mengen ergänzen, die für die Funktionsabläufe in der kleinsten Lebenseinheit Zelle ausreichend sind. Sie sorgen dafür, dass die Mineralstoffe schnell dort hingelangen, wo sie an wichtigen Stoffwechsel- und Heilprozessen beteiligt sind. Zum Beispiel: Im Darm regulieren sie die Verdauung; im Nervengewebe steuern sie die Aufnahme und Weiterleitung von Reizimpulsen. Das ist wichtig, damit unsere Muskeln sich bewegen können. Im Magen sind sie an der Produktion von Salzsäure beteiligt – oder an der Neutralisierung von übermäßiger Säure, die zu Sodbrennen führt. In den Blutgefäßen helfen sie, dass dort die richtigen Spannungsverhältnisse entstehen. Kopfschmerzen klingen dadurch ab, und zu schwach durchblutetes Gewebe erhält mehr Sauerstoff und Nährstoffe.

Kleine Katalysatoren mit großer Wirkung

Dr. Schüßler hatte entdeckt, dass sich viele Beschwerden bei seinen Patienten besserten, wenn er ihnen verdünnte, also nach dem homöopathischen Prinzip aufbereitete Mineralstoffe, zuführte. Schüßler stellte fest, dass die speziell aufbereiteten Mineralstoffe ungleich schneller und deutlich besser von der Zelle aufgenommen werden als die grobstofflichen, nicht so fein aufgeschlossenen Mineralstoffe in der Nahrung. Durch ihre Aufbereitung wirken sie im Körper wie Katalysatoren – sie machen Funktionen möglich, hemmen oder beschleunigen sie. Ich möchte Ihnen dies am Beispiel des Fließschnupfens deutlich machen: Die laufende Nase sondert zu viel Flüssigkeit ab – Natrium chloratum D6, das Schüßler-Salz Nr. 8, hemmt die übermäßige Sekretausscheidung und reguliert den Sekretfluss. Die Folge: Der Fließschnupfen heilt ab. Ist die Nase zu trocken, fehlt die natürliche Schleimhautbefeuchtung. Auch hier wirkt die Nr. 8 regulierend: Die trockene Nase wird feucht gehalten, unangenehme Beschwerden wie Trockenheit, Jucken und Brennen verschwinden.
Nach und nach erweiterte Dr. Schüßler sein Heilsystem. In einer knappen schriftlichen Zusammenstellung hinterließ er es als »Eine abgekürzte Therapie« der Nachwelt (siehe Bücher, die weiterhelfen, auf Seite 141).

Die Antlitzdiagnostik: Erkennen Sie den Salzmangel im Gesicht

Einzigartig bei den Schüßler-Salzen ist die Antlitzdiagnostik. Fehlen ein oder mehrere Salze im Körper, entstehen Mangelzeichen im Gesicht, es bilden sich beispielsweise Falten, die Haut wird trocken oder verändert ihre Farbe. Wird das passende Salz eingenommen, verschwinden diese Zeichen wieder. Dr. Schüßler entdeckte die Antlitzzeichen an seinen Patienten aufgrund seiner hervorragenden Beobachtungsgabe. Kamen die Patienten zu ihm in die Sprechstunde, konnte er ihnen auf den Kopf zu sagen, welches Salz sie einnehmen müssen, um gesund zu werden. Mangelzeichen – man spricht von sogenannten Signaturen (lateinisch signum = Zeichen) – treten aber nicht nur im Gesicht auf. Sie können sich auch am Körper zeigen, etwa an den Händen oder Füßen. Auf welche Antlitzzeichen Sie achten müssen, erfahren Sie ab Seite 126 bei den Steckbriefen der Salze. Allerdings sollten Sie auf der Suche nach dem passenden Salz nie die Antlitzdiagnostik allein anwenden, sondern auch auf die körperlichen und seelischen Merkmale achten. Wichtig ist außerdem, die charakteristischen Merkmale, die aufgrund eines Salzmangels auftreten, bei guter Beleuchtung festzustellen, am besten bei hellem Tageslicht. Auf Make-up und Hautcremes sollte dabei selbstverständlich verzichtet werden, denn sie verändern das Erscheinungsbild der Haut und könnten das Ergebnis verfälschen.
Schon bald nach der Entdeckung der zwölf Ergänzungsmittel haben sich Biochemiker damit auseinandergesetzt, ob es Antlitzzeichen oder Signaturen auch

für die Ergänzungssalze gibt. Neben Dieter Schöpwinkel haben wir die Beschreibung dieser Merkmale dem amerikanischen Arzt Prof. Dr. William Boericke, der das erste amerikanische Standardwerk zu den Schüßler-Salzen schrieb, und dem deutschen Praktiker Hermann Deters zu verdanken. In der Literatur aus dieser Zeit habe ich die Antlitzzeichen jetzt erst wiederentdeckt und für Sie bei den Beschreibungen der einzelnen Salze mit aufgenommen. Je mehr Antlitzzeichen eines Salzes bei Ihnen zutreffen, desto besser ist dieses Salz generell bei Ihnen angezeigt, nicht nur bei akuten Beschwerden, sondern auch, um konstitutionelle Schwächen auszumerzen.

Was sind Modalitäten?

Mit dem in der Homöopathie gebräuchlichen Begriff »Modalität« (von lateinisch modus = Art und Weise) wird beschrieben, durch welche Einflüsse Beschwerden sich bessern oder aber verschlimmern. Die Modalitäten sind eine zusätzliche Hilfe für Sie, um das für Sie passende Heilsalz auszuwählen. Bei den Steckbriefen der Salze ab Seite 126 erfahren Sie unter dem Stichwort »Besonderheit« auch die zum Salz passende Modalität.

So werden die Salze hergestellt

Schüßler-Salze werden heute noch genau so hergestellt wie zu Dr. Schüßlers Zeiten: Das Salz wird zusammen mit Milchzucker in einem Mörser verrieben und aufgeschlossen (= potenziert), bis die gewünschte Verreibung erreicht ist. Diese Herstellungsform wurde aus der Homöopathie übernommen. Die Herstellung ist jedoch die einzige Gemeinsamkeit mit diesem Heilverfahren! Bei der Herstellung homöopathischer Medikamente (Tabletten, Tropfen, Globuli) wird der Ausgangsstoff, also die pflanzliche, tierische oder mineralische Ursubstanz, verdünnt. Feste Ausgangsstoffe wie Mineralsalze werden mit Milchzucker verrieben und flüssige Ausgangsstoffe wie Pflanzensäfte mit einem Alkohol-Wasser-Gemisch verschüttelt. Diesen rhythmischen Herstellungsprozess nennt man Potenzierung (lateinisch potentia = Kraft), da die Substanz durch jeden Verreibungs- beziehungsweise Verschüttelungsvorgang an Kraft (= Potenz) zunimmt.
Verreibung und Verdünnung erfolgen in Zehnerschritten, weshalb man von Dezimalpotenzen spricht. Man nimmt jeweils einen Teil der Ursubstanz und verreibt oder verschüttelt diesen mit neun Teilen des Trägerstoffs (Milchzucker bzw. Alkohol-Wasser-Gemisch). So erhält man die Potenz D1. Diese Potenz wird nun erneut mit neun Teilen des Trägerstoffs verdünnt. Das Ergebnis ist die Potenz D2. Schüßler-Salze werden üblicherweise in der 6. oder 12. Dezimalpotenz angewendet. Der Zusatz D6 oder D12 hinter dem Namen des Salzes gibt die Potenz an. Zum Beispiel Ferrum phosphoricum D12. Dr. Schüßler hat für jedes Salz eine Regelpotenz genannt. Bei der Mehrzahl der Salze ist dies die D6, bei drei Salzen die D12 (Nr. 1 Calcium fluoratum, Nr. 3 Ferrum phosphoricum, Nr. 11 Silicea). In diesem Quickfinder werden hin und wieder auch andere Potenzen als die Regelpotenz empfohlen, zum Beispiel D3. Diese Angaben stammen aus meiner praktischen Erfahrung mit den Salzen und haben sich bei den angegebenen Beschwerden dann besonders bewährt.
Übrigens: Es gibt heute noch Tabletten und Pulver, die zu Schüßlers Lebzeiten hergestellt wurden. Und das Erstaunliche daran: Sie haben bis heute nichts von ihrer Wirksamkeit eingebüßt!

Besonderheiten der Schüßler-Salze – das sollten Sie beachten

Einfach einzunehmen

Schüßler-Salze gibt es in Form von Tabletten, die als Trägerstoff Milchzucker enthalten. Lassen Sie die Tabletten einfach im Mund zergehen. So lösen sie sich rasch auf, und die Mineralsalze gelangen schnell über die Mundschleimhaut in den Blutkreislauf. Sie erreichen so alle Organe, Gewebe und Zellen. Beachten Sie, dass Schüßler-Salze bei akuten Beschwerden anders eingenommen werden als bei chronischen. Und nehmen Sie immer nur jeweils eine Tablette in den Mund. Die nächste Tablette nehmen Sie erst ein, wenn die erste sich im Mund gänzlich aufgelöst hat. Einzige Ausnahme ist die »Heiße Sieben« (siehe Seite 11), bei der die Tabletten in heißem Wasser aufgelöst werden.

Einnahme und Dosierung bei chronischen Erkrankungen

Chronische Erkrankungen wie zum Beispiel ein Hautekzem oder eine Magenschleimhautentzündung sind über einen längeren Zeitraum entstanden oder sie sind Folge einer nicht ausgeheilten akuten Erkrankung. Hier ist die Regeldosierung angezeigt. Beachten Sie: Die Regeldosierung gilt immer dann, wenn bei Beschwerden keine andere Dosierung angegeben ist.

Die richtige Dosierung (Regeldosierung):

➜ Erwachsene und Kinder über zwölf Jahre: drei- bis sechsmal täglich jeweils ein bis zwei Tabletten.

➜ Kinder bis zum 12. Geburtstag: drei- bis viermal täglich eine Tablette.

➜ Für Säuglinge: zwei- bis viermal täglich jeweils eine Tablette in etwas Wasser auflösen und den Brei auf die Lippen streichen. Alternativ kann die stillende Mutter die Tabletten einnehmen (Erwachsenendosierung).

Einnahme und Dosierung bei akuten Beschwerden

Akute Beschwerden sind plötzlich auftretende und oft heftige Krankheitszeichen, zum Beispiel ein Fließschnupfen, eine Halsentzündung oder eine Prellung. Hier sollen die Salze schnell helfen und den Körper in seinem Heilbestreben unterstützen. Dies funktioniert am besten, wenn Sie alle fünf bis 15 Minuten eine Tablette im Mund zergehen lassen. Von Vorteil ist es, gleich bei den ersten Anzeichen einer Erkrankung mit der Einnahme zu beginnen. Schon nach ein bis zwei Stunden klingen die Beschwerden im Idealfall dann wieder ab. Das weitere Vorgehen: Bei Nachlassen der Symptome genügt die Einnahme in größeren zeitlichen Abständen, also stündlich, alle zwei Stunden und später drei- bis sechsmal täglich eine Tablette.

Die richtige Dosierung bei akuten Beschwerden:

→ Erwachsene und Kinder über zwölf Jahre: alle fünf bis 15 Minuten eine Tablette.

→ Kinder bis zum 12. Geburtstag: alle ein bis zwei Stunden eine Tablette.

→ Für Säuglinge: alle ein bis zwei Stunden eine Tablette in etwas Wasser auflösen und den Brei auf die Lippen streichen. Alternativ kann die stillende Mutter die Tabletten einnehmen (Erwachsenendosierung).

Tabletten in Wasser auflösen: die »Heiße Sieben«

Eine spezielle Anwendungsform der Schüßler-Salze ist das Auflösen der Tabletten in Wasser. Diese Anwendungsform hat sich besonders beim Schüßler-Salz Nr. 7 Magnesium phosphoricum D6 bewährt (deshalb der Name »Heiße Sieben«). Die Nummer 7 ist ein krampf- und schmerzstillendes Salz. In heißem Wasser aufgelöst, wirkt das Salz schneller, denn die Durchblutung der Mundschleimhaut wird angeregt, die Schleimhautporen öffnen sich, und der Tablettenwirkstoff gelangt schnell ins Blut und so in die einzelnen Nerven- und Muskelzellen.

So bereiten Sie die »Heiße Sieben« zu:

→ Für Erwachsene zehn Tabletten (für Kinder bis zum 12. Geburtstag fünf Tabletten) in einem Glas mit heißem Wasser auflösen, die Lösung langsam und schluckweise trinken (jeden Schluck ein Weilchen im Mund behalten); eine Wiederholung ist bei akuten Beschwerden wie Bauch-, Kopf-, Muskel- oder Gliederschmerzen ein- bis zweimal im Abstand von einer halben Stunde möglich, falls die Beschwerden sich noch nicht gebessert haben. Wichtig: Bei unklaren Schmerzen sollte ein Arzt oder Heilpraktiker konsultiert werden!

Diese Zubereitung ist grundsätzlich auch bei allen anderen Salzen möglich und vor allem dann sinnvoll, wenn die Beschwerden heftig sind.

> **→ Hier bekommen Sie die Schüßler-Salze**
>
> Schüßler-Salze bekommen Sie in jeder Apotheke in Deutschland, Österreich und der Schweiz. Ihr Plus: Die Schüßler-Salze zählen zu den preisgünstigen Medikamenten. Für eine Packung mit 80 Tabletten bezahlen Sie etwa drei bis vier Euro. Größere Packungen sind umgerechnet günstiger.

Wie lange werden die Tabletten eingenommen?

Sowohl bei akuten als auch bei chronischen Krankheiten werden die Tabletten bis zur Besserung der Beschwerden eingenommen. Bei frühzeitigem Behandlungsbeginn (etwa bei den ersten Anzeichen einer Halsentzündung) kann dies bereits nach einigen Stunden der Fall sein. Bei chronischen Beschwerden allerdings kann die Einnahme über mehrere Monate lang erforderlich sein. Je länger die Erkrankung besteht, desto länger dauert im Normalfall die Behandlung.

Es gibt aber auch hier Ausnahmen – selbst langwierige Krankheiten können nach wenigen Wochen ausgeheilt sein.

Können mehrere Salze zugleich eingenommen werden?

Im Beschwerdeteil ab Seite 14 sind in den Kästen unter der Überschrift »Schüßler-Salz« oft mehrere Salze angegeben. Das bedeutet, dass sich all diese Salze bewährt haben. Manchmal ist es erforderlich, mehrere Salze zugleich einzunehmen – sie sind dann durch das Wort »und« verbunden: Nehmen Sie die Tagesdosis des ersten Salzes im Laufe des Vormittags ein, die des zweiten im Laufe des Nachmittags und gegebenenfalls die des dritten am Abend.
Sind die Salze in ihrer Wirkung gleichzusetzen, ist dies durch das Wort »oder« gekennzeichnet. Eine wertvolle Hilfe bei Ihrer Entscheidung, welches der angegebenen Salze für Sie das richtige ist, sind die Antlitzzeichen und Signaturen (siehe Seite 8). Ist zum Beispiel bei Muskelkrämpfen (Seite 101) angegeben: »Nr. 2 Calcium phosphoricum D6 oder Nr. 7 Magnesium phosphoricum D6«, dann passt die Nr. 2 eher zu Ihnen, wenn Sie ein blasses Gesicht haben; sind Ihre Wangen indes auffällig rot, ist die Nr. 7 richtig für Sie. Sollten Sie sich dennoch unsicher sein, lesen Sie bitte die Steckbriefe der beiden Salze ab Seite 126.

Ein Plus für die Behandlung: Schüßler-Salben

Neben den Schüßler-Salzen in Tablettenform gibt es für die äußerliche Anwendung zwölf Schüßler-Salben. Sie werden genauso hergestellt wie die Tabletten – nur nicht mit Milchzucker, sondern mit einer Salbengrundlage verrieben. Bei leichteren Beschwerden wie zum Beispiel Muskelschmerzen nach dem Sport, Insektenstichen oder Prellungen genügen die Salben. Bei heftigeren Beschwerden sind die Salben zur Unterstützung der Salze in Tablettenform sinnvoll. In welchen Fällen Sie Salben zusätzlich einsetzen sollten, erfahren Sie im Beschwerdeteil ab Seite 14. Stehen Salben nicht zur Verfügung (zum Beispiel im Urlaub), können alternativ auch Tabletten äußerlich eingesetzt werden: Lösen Sie einige Tabletten in Wasser zu einem Brei auf, und streichen Sie diesen auf die erkrankte Stelle (zum Beispiel bei einem Insektenstich).

Die richtige Anwendung von Salben

Bei akuten Beschwerden der Haut werden die Salben zunächst drei- bis viermal täglich dünn aufgetragen. Bei Muskel- und Gelenkbeschwerden reiben Sie die Salbe ebenfalls mehrmals täglich kräftig ein. Bei chronischen Beschwerden ist ein Salbenverband vorteilhaft. Tragen Sie dazu die Salbe messerrückendick auf die erkrankte Körperstelle auf, und fixieren Sie sie mit einem Mullstreifen und Heftpflaster oder einem Verband. Ein Salbenverband hat sich beispielsweise bei Gelenkschmerzen bewährt. Sollte der Verband schwierig anzulegen sein, reiben Sie die Stelle mehrmals ein. Wichtig: bei Venenproblemen die Salbe nicht einmassieren, sondern nur dünn auftragen.

Gibt es Neben- oder Wechselwirkungen?

Bei der Einnahme von Schüßler-Salzen sind bisher keine Nebenwirkungen beobachtet worden. Ebenso gibt es keine Wechselwirkungen mit anderen Medikamenten. Das ist auch völlig logisch, denn Schüßler-Salze sind keine chemisch-synthetischen oder toxischen Substanzen. Sie stellen für den Körper nichts Fremdartiges dar. Aber: Nehmen Sie ungewöhnlich viele Tabletten

(30 bis 100 Tabletten) innerhalb einer halben bis einer Stunde ein, kann der in den Tabletten als Trägerstoff enthaltene Milchzucker abführend wirken. (Eine derartige Einnahme wird leider in manchen Büchern empfohlen, sie ist aber nicht im Sinne Dr. Schüßlers und völlig unüblich.)

Haben Sie ein falsches Mittel gewählt, passiert nichts Negatives, aber Ihre Beschwerden bessern sich auch nicht. Ein falsch eingenommenes Salz hat sogar eine positive Nebenwirkung: Es reguliert die körperlichen Funktionen in dem für das Salz typischen Anwendungsbereich – auch wenn keine akuten Beschwerden vorhanden sind.

Was gilt es bei der Einnahme noch zu beachten?

→ Reagieren Sie empfindlich oder sogar allergisch auf Milchzucker, Weizenstärke oder andere Tablettenhilfsstoffe, sollten Sie sich bei Ihrem Arzt, Heilpraktiker oder Apotheker informieren, ob Sie die Salze bedenkenlos einnehmen können.

→ Laktose-Intoleranz-Patienten sollten die »Heiße Sieben« nicht mehrere Male nacheinander anwenden. Tabletten, die man einzeln und in Abständen von Minuten oder Stunden im Mund zergehen lässt, verursachen hingegen keine Beschwerden. Die Laktose-Intoleranz-Reaktion entsteht erst ab einer bestimmten Tablettenmenge (50 bis 100 Tabletten auf einmal).

→ Sollten Sie auf Tabletten empfindlich reagieren, können Sie alternativ Globuli (Streukügelchen aus Rohrzucker) oder alkoholische Tropfen (Dilution) einnehmen. Beachten Sie aber: In der Apotheke bitten Sie dann nicht um ein Schüßler-Salz in Form von Tropfen oder Globuli. Verlangen Sie beispielsweise: Ferrum phosphoricum D12, Dilution (Tropfen) oder Globuli.

→ Noch eine Information für Diabetiker: Eine Tablette zu 250 mg entspricht 0,021 BE (Broteinheiten), 48 Tabletten sind eine Broteinheit.

→ Da die homöopathischen Tropfen Alkohol enthalten, kommen sie für Kinder und Menschen, die Alkohol nicht vertragen, als Tablettenersatz nicht in Frage.

→ Für Nierenkranke gilt: In der üblichen Dosierung können Sie Schüßler-Salze bedenkenlos einnehmen.

→ Schwangere und stillende Mütter können die Salze in der angegebenen Dosierung ohne Bedenken einnehmen.

→ Aufbewahrung und Haltbarkeit von Schüßler-Salzen

Bewahren Sie Schüßler-Salze gut verschlossen und vor allem trocken auf, und schließen Sie die Packung nach jedem Gebrauch. Das Gesetz schreibt für alle Arzneimittel ein Mindesthaltbarkeitsdatum vor. Das sind bei den Schüßler-Salzen fünf Jahre. Werden die Salze vorschriftsmäßig gelagert, sind sie jedoch weit über diese Frist hinaus haltbar und auch wirksam.

Die Grenzen der Selbstbehandlung

Schüßler-Salze sind Heilmittel, die sich bei akuten und chronischen Beschwerden bewährt haben. Beachten Sie jedoch: Sollten Ihre Beschwerden sehr heftig sein oder sollten Sie sich über die Symptome nicht klar sein, dann gehen Sie bitte zum Arzt. Auch wenn sich bei akuten Beschwerden innerhalb von ein bis zwei Tagen keine Tendenz zur Besserung zeigt, suchen Sie bitte Ihren Arzt oder Heilpraktiker auf. Denn wie alle natürlichen Heilverfahren haben auch Schüßler-Salze ihre Grenzen.

2 Beschwerden von Kopf bis Fuß

Mit dem farbigen Ordnungsschema in diesem Buch können Sie sich schnell einen Überblick verschaffen, welche Salze Ihnen bei Beschwerden von Kopf bis Fuß helfen. Machen Sie sich am besten mit den einzelnen, nach Körperregionen gegliederten Kapiteln vertraut, noch bevor Sie erste Beschwerden plagen. So finden Sie im Krankheitsfall schnell das passende Heilsalz.

→ Die einzelnen Körperbereiche von Kopf bis Fuß sind farblich markiert. Achten Sie auf die Farben, und suchen Sie dort nach Ihren Beschwerden.

→ Die verschiedenen Beschwerden sind innerhalb des jeweiligen Bereichs alphabetisch geordnet.

→ Schauen Sie zunächst in die erste Spalte. Unter »was« finden Sie die Art Ihrer Beschwerde, zum Beispiel Kopfschmerzen (Seite 33). In der nächsten Spalte »wie« wird die Beschwerde weiter spezifiziert, etwa »Kopfschmerzen an Schläfen und Stirn, durch Witterungswechsel«. In der dritten Spalte »wie oder warum« finden Sie weitere Symptome oder eine mögliche Ursache Ihrer Erkrankung. In unserem Beispiel den Hinweis »bevorzugt nach Zugluft auftretend und bei Voll- oder Neumond«.

→ In der vierten Spalte »Schüßler-Salz« erfahren Sie, welches Salz oder welche Salze bei Ihren Beschwerden angezeigt sind.

→ Was Sie außerdem noch unterstützend gegen Ihre Beschwerden tun können, lesen Sie in der fünften Spalte unter »was noch hilft«. Hier habe ich für Sie viele hilfreiche und in meiner Praxis bewährte Anwendungen und Tipps zusammengestellt, die eine Behandlung mit Schüßler-Salzen wirkungsvoll unterstützen und Ihnen helfen, schnell gesund zu werden. Finden Sie hier keine speziellen Angaben zur Dosierung, halten Sie sich bitte an die Angaben in der Packungsbeilage. Die angegebenen Therapien werden im Kapitel »Begleitende Anwendungen« ab Seite 138 genauer beschrieben.

→ Folgen Sie bei der Suche nach dem richtigen Salz immer den Pfeilen!

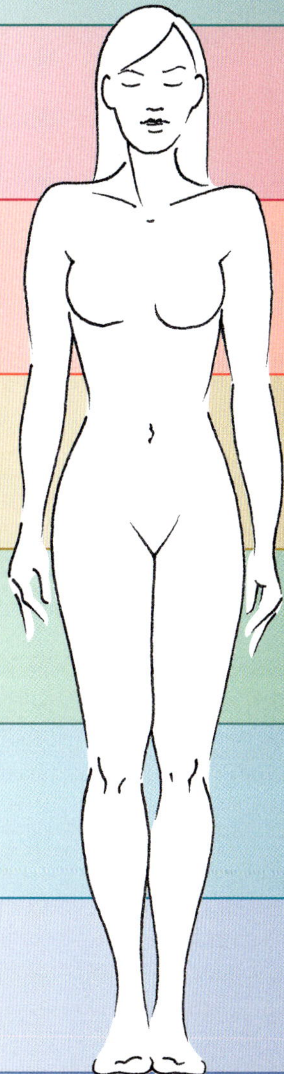

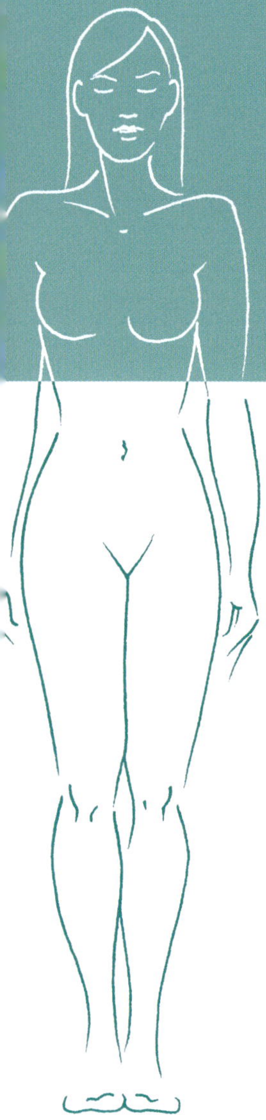

Allgemeinbefinden/Psyche

Unsere körperliche Fitness und unsere seelische Stimmung sind ein Barometer unseres Allgemeinbefindens. Störungen beeinträchtigen uns auf vielerlei Art und Weise. Wir fühlen uns nicht wohl, haben schlechte Laune, sind nicht so leistungsfähig wie gewohnt. Wie Sie diesen Störungen wirkungsvoll begegnen können, erfahren Sie in diesem Kapitel.

Allgemeinbefinden

Sie fühlen sich erschöpft, können sich nicht so recht konzentrieren oder nehmen permanent an **Körpergewicht** zu? Ist Ihr **Stoffwechsel** träge und arbeitet nicht korrekt? Vielleicht leiden Sie auch unter **Allergien, Schlafstörungen**oder immer wiederkehrenden **Krämpfen?**

Möglicherweise hat Ihr Arzt Ihnen gesagt, dass laut Blutuntersuchung alles in Ordnung ist, und Sie fragen sich vielleicht, ob Sie sich Ihre Beschwerden nur einbilden. Aber: Störungen des Allgemeinbefindens sind meiner Meinung nach genauso ernst zu nehmen wie andere Beschwerden auch. Die Ursache eines Unwohlseins oder nachlassender Leistungsfähigkeit nicht zu finden heißt nicht, dass es keine gibt. Es kommt darauf an, nach was gesucht wird. Funktionsstörungen beispielsweise sind labordiagnostisch so gut wie gar nicht festzustellen. Mit Hilfe der Antlitzdiagnostik lassen sich Salzmängel und daraus resultierende Störungen jedoch durchaus erkennen – oft noch bevor die ersten Beschwerden auftreten.

Beobachten Sie sich genau – so entdecken Sie schnell, wo etwas in Ihrem Körper nicht in Ordnung ist. Möglicherweise haben Sie »nur« Verdauungsprobleme, aber die wiederum können zu Müdigkeit, Kopfschmerzen und Schlafstörungen führen. Oder setzen Ihnen Stress und Überforderung im Beruf und in der Familie zu? Die quittiert Ihr Körper häufig mit allgemeinen Beschwerden. Nehmen Sie diese nicht als unabänderlich hin, sondern tun Sie etwas dagegen! Achten Sie auf die Signale Ihres Körpers. Mit Schüßler-Salzen und begleitenden Maßnahmen lassen sich Beschwerden allgemeiner Art wirkungsvoll behandeln, so dass Sie die Anforderungen des Alltags wieder besser meistern. Wie das funktioniert, habe ich in diesem Kapitel für Sie beschrieben.

Psyche

Leiden Sie unter seelischer Verstimmung, sind Sie häufig traurig, haben **Angst?** Oder sind Sie genervt, reagieren anderen gegenüber oft gereizt? Vielleicht haben Sie **Depressionen** – mit oder ohne erkennbare Ursache. Sie wissen, dass mit Ihrem **Nervenkostüm** etwas nicht in Ordnung ist. Möglicherweise hat Ihnen die Belastung am Arbeitsplatz zugesetzt. Melancholie oder **geistige Erschöpfung** können erste Anzeichen für eine seelische Störung sein. Ihr Körper schreit dann förmlich nach Ruhe, und Ihre Nerven liegen blank. Vielleicht nehmen Sie sich auch alles zu sehr zu Herzen. Ihre Gedanken kreisen nur um Probleme, oder Sie malen sich Probleme aus, die irgendwann einmal entstehen könnten. Das kann konstitutionell bedingt sein oder von einem Salzmangel herrühren. Versuchen Sie, sich über die Art Ihrer Beschwerden klar zu werden – das ist der erste Schritt zur Heilung. Teilen Sie sich anderen, beispielsweise einem Freund oder einer Freundin, mit. Sie werden sehen: Allein dadurch, dass Sie Ihre Probleme ausgesprochen haben, fühlen Sie sich schon etwas besser. Die Schüßler-Salze (und auch die zusätzlich genannten Bach-Blüten) unterstützen Sie dabei, den Weg aus der Krise zu finden. Die Salze setzen in Ihnen mehr Energie frei. So fällt es Ihnen plötzlich leichter, Probleme anzupacken und sich quasi »am Schopf« aus dem Sumpf zu ziehen. Versuchen Sie es – und Sie werden begeistert sein, welche Kräfte in den natürlichen Heilmitteln verborgen liegen.

In diesem Kapitel

Allgemeinbefinden

was	wie	wie oder warum	SCHÜSSLER-SALZ	was noch hilft
Abwehrschwäche	häufig erkältet, schlechte Heiltendenz bei Erkältungen	immer wieder Hals-, Nasen-, Ohren- und Bronchialentzündungen	*je 2 bis 4 Wochen lang:* Nr. 3 **FERRUM PHOSPHORICUM D12,** *dann* Nr. 7 **MAGNESIUM PHOSPHORICUM D6,** *dann* Nr. 6 **KALIUM SULFURICUM D6**	+ Kur mit Sonnenhutsaft (Apotheke/Reformhaus)
	Abwehrschwäche nach häufiger Antibiotika-Einnahme	ungenügende Leistung des Immunsystems durch eine desolate Darmflora	Nr. 3 **FERRUM PHOSPHORICUM D12**	+ Sauerkraut-Kur: Essen Sie täglich drei Esslöffel frisches Sauerkraut
	bei Kindern nach Infektionskrankheiten, die Kinder bleiben danach »anfällig«	auffallend blasse und schwächliche Kinder, der Körper regeneriert sich nur langsam nach durchgemachten Krankheiten	Nr. 2 **CALCIUM PHOSPHORICUM D6** *und* Nr. 3 **FERRUM PHOSPHORICUM D12** *und* Nr. 11 **SILICEA D12**	+ täglich ein Glas frisch gepressten Orangensaft trinken
Allergien	generell Haut- und Schleimhautallergien	aufgrund eines geschwächten Immunsystems und/oder desolater Darmflora	Nr. 2 **CALCIUM PHOSPHORICUM D6** *und* Nr. 7 **MAGNESIUM PHOSPHORICUM D6** *und* Nr. 8 **NATRIUM CHLORATUM D6**	+ Lakto-, Bifido- und Kolibakterien aus der Apotheke zur Stärkung des Immunsystems
	chronisch allergische Erkrankungen der Haut und Schleimhaut	immer wieder auftretende Allergien, zum Beispiel im Frühjahr	*Zur vorbeugenden Behandlung:* Nr. 2 **CALCIUM PHOSPHORICUM D6** *und* Nr. 17 **MANGANUM SULFURICUM D6** *und* Nr. 19 **CUPRUM ARSENICOSUM D12**	+ Kur mit Sonnenhutsaft (Apotheke/Reformhaus)

Allgemeinbefinden

was	wie	wie oder warum	SCHÜSSLER-SALZ	was noch hilft
Gedächtnis-schwäche, Konzentrations-störungen	es ist unmöglich, sich zu konzentrieren, Gedächtnisschwäche mit Vergesslichkeit	nervöse Unruhe und Störungen des Hör-, Seh-, Geruchs- oder Geschmacksempfindens	Nr. 14 **KALIUM BROMATUM D6**	+ 1 Glas Buttermilch pro Tag trinken (enthält Phosphor, das fördert die Gehirntätigkeit)
	Vergesslichkeit mit allgemeiner Nervenschwäche	Verzagtheit, Wahnideen, auch Schwindel und Kopfschmerzen	Nr. 19 **CUPRUM ARSENICOSUM D6**	+ Vitamin-B1-Präparat aus der Apotheke
	Konzentrations- und Gedächtnisschwäche aufgrund schlechter Sauerstoffaufnahme	erschöpft, müde; auch Druckgefühl im Kopf; dunkle Schatten an den inneren Augenwinkeln	Nr. 3 **FERRUM PHOSPHORICUM D12**	+ 1 Glas Buttermilch pro Tag trinken (enthält Phosphor, das fördert die Gehirntätigkeit)
	Vergesslichkeit bei reizbaren und oft niedergeschlagenen Personen	Nervosität, Sehschwäche, Blutandrang zum Kopf, Hitzegefühl	Nr. 17 **MANGANUM SULFURICUM D6**	+ ansteigende Fußbäder; Helmel-Übungen (siehe Seite 139)
	bei Stress treten plötzlich Gedächtnisprobleme auf, einfache Dinge fallen einem nicht mehr ein	mit genereller körperlicher Erschöpfung und nervlicher Schwäche	Nr. 5 **KALIUM PHOSPHORICUM D6**	+ regelmäßig autogenes Training machen (Kurse werden von den Volkshochschulen angeboten)

Allgemeinbefinden

was	wie	wie oder warum	SCHÜSSLER-SALZ	was noch hilft
Gedächtnisschwäche, Konzentrationsstörungen	aufgedreht, unruhig, kann nicht abschalten, dadurch Einschlafprobleme	allgemein angespannt, unruhig, überaktiv, nervliche Unruhe	Nr. 7 **MAGNESIUM PHOSPHORICUM D6**	+ Melissenblätter- und Lavendelblütentee (1 EL auf 1/4 l Wasser, 8 Min. ziehen lassen), Bach-Blüte Nr. 18 Impatiens
	geistige Erschöpfung, das Denken ist erschwert; oft müde und nervös	mit Melancholie; Schlafstörungen, Infektanfälligkeit	Nr. 21 **ZINCUM CHLORATUM D6**	+ Bach-Blüte Nr. 23 Olive (zwei Tropfen auf ein Glas Wasser, tagsüber trinken)
	zu schwach, um geistig arbeiten zu können, erschöpft, oft nach schweren Krankheiten	blasse Gesichtsfarbe, auch kreidebleiches Aussehen	Nr. 2 **CALCIUM PHOSPHORICUM D6**	+ Vitamin-B-Komplex für einige Wochen
	geistiger Verfall, niedergeschlagen, weinerlich, dumpfe Kopfschmerzen	oft bei älteren Menschen, auch bei erhöhten Harnsäurewerten bei Gicht	Nr. 16 **LITHIUM CHLORATUM D6**	+ täglich zwei bis drei Liter Wasser trinken (nicht bei Herzbeschwerden)
	bei Kindern, mit Lernstörungen, auch mit genereller Unaufmerksamkeit	aufgrund von Unruhe und Anspannung vor Prüfungen, Schularbeiten	*morgens* Nr. 5 **KALIUM PHOSPHORICUM D6** *und abends* Nr. 7 **MAGNESIUM PHOSPHORICUM D6**, *jeweils als »Heiße Sieben«*	+ Bach-Blüten Nr. 20 Mimulus und Nr. 18 Impatiens (je zwei Tropfen auf ein Glas Wasser, tagsüber trinken)

Allgemeinbefinden

was	wie	wie oder warum	SCHÜSSLER-SALZ	was noch hilft
Krämpfe und Krampfanfälle	schmerzhafte Krämpfe der inneren Organe, vorwiegend der glatten Muskulatur	Magen- und Darmkrämpfe, Blasenkrämpfe, Gebärmutterkrämpfe während der Menstruation	Nr. 7 **MAGNESIUM PHOSPHORICUM D6** *als »Heiße Sieben«* *oder* Nr. 13 **KALIUM ARSENICOSUM D6**	+ feuchtheiße Umschläge (so warm wie verträglich), auch mehrmals nacheinander
	allgemeine Krampfanfälle des ganzen Körpers, vor allem nach Schreck	vorwiegend nächtliche Krampfanfälle, bei Neu- und Vollmond auftretend	Nr. 11 **SILICEA D12**	+ warme Bäder mit Badezusätzen, die Melisse oder Lavendel enthalten
	Krämpfe während der Zahnung und allgemein Bauchkrämpfe	vorwiegend bei blassen, auch kreidebleichen Personen	Nr. 2 **CALCIUM PHOSPHORICUM D6**	+ Bach-Blüten-Notfallcreme mehrmals auf die betroffenen Stellen auftragen
	Krämpfe mit beschleunigtem Pulsschlag, auch Druckgefühl im Kopf	mit diffuser Gesichtsröte, hauptsächlich an Stirn und Wangen	Nr. 3 **FERRUM PHOSPHORICUM D12**	+ ansteigende Fußbäder; Salbe Nr. 3
	krampfhafte, erschwerte Atmung (Bronchialkrampf); auch heftige Kopfschmerzen durch Krämpfe der Gefäßmuskeln	allgemeine Anspannung; bei Kopfschmerzen: drückender, heftiger Schmerz, auch mit kaltem Schweiß	Nr. 19 **CUPRUM ARSENICOSUM D6**	+ Bach-Blüten: Notfalltropfen viertelstündlich einen Tropfen an der schmerzenden Stelle einreiben

Allgemeinbefinden

was	wie	wie oder warum	SCHÜSSLER-SALZ	was noch hilft
Schlafstörungen	Schlaflosigkeit und auch Schlafsucht mit häufiger Müdigkeit	Schwere im Kopf, Gefühl der Betäubung; Depressionen	Nr. 14 **KALIUM BROMATUM D6**	+ Kneipp-Anwendungen wie Tautreten, Wassertreten im Kneippbecken (Storchengang)
	Einschlafprobleme aufgrund von geistiger Unruhe, Gedanken kommen nicht zur Ruhe	unruhig, angespannt, aufgedreht, man kann nicht abschalten	Nr. 7 **MAGNESIUM PHOSPHORICUM D6**	+ regelmäßig autogenes Training machen; Baldriansaft (Apotheke/Reformhaus)
	Durchschlafstörungen mit Aufwachen in der Nacht	Aufwachen zwischen 23 und 3 Uhr	Nr. 10 **NATRIUM SULFURICUM D6**	+ ein bis zwei Tassen Löwenzahnblättertee vor dem Schlafengehen trinken (1 EL auf eine Tasse)
	generell unruhiger Schlaf mit Aufwachen	mit heftigen Träumen, man wälzt sich hin und her	Nr. 22 **CALCIUM CARBONICUM D6**	+ Baldriansaft (Apotheke/Reformhaus), regelmäßig autogenes Training machen
	Einschlafstörungen aufgrund von sorgenvollen Gedanken und bei älteren Menschen	nervliche Anspannung, psychische Erschöpfung; unruhiger Schlaf	Nr. 11 **SILICEA D12** *oder* Nr. 21 **ZINCUM CHLORATUM D6**	+ Bach-Blüte Nr. 1 Agrimony (zwei Tropfen auf ein Glas Wasser, tagsüber trinken)

Allgemeinbefinden

was	wie	wie oder warum	SCHÜSSLER-SALZ	was noch hilft
Stoffwechselschwäche	Müdigkeit, eingeschränkte Leistungsfähigkeit, Stuhlträgheit	erschöpfter und träger Stoffwechsel mit mangelnder Aufspaltung von Nährstoffen	Nr. 17 **MANGANUM SULFURICUM D6**	+ Löwenzahnblättertee (Apotheke) für drei Wochen (1 EL auf eine Tasse, drei Tassen täglich)
	Gewichtsabnahme durch mangelhafte Nährstoffverwertung; Appetitlosigkeit	ungenügende Regeneration nach Krankheiten; Gewichtsabnahme durch gestörten Eiweißstoffwechsel	Nr. 2 **CALCIUM PHOSPHORICUM D6** *oder* Nr. 16 **LITHIUM CHLORATUM D6**	+ roter Traubensaft, (zwei- bis dreimal täglich ein Glas trinken); Löwenzahnsaft
	Untergewicht und gestörte Gewichtszunahme trotz guter Mahlzeiten; auch Appetitlosigkeit	durch Störung der Schilddrüsentätigkeit (Überfunktion)	Nr. 15 **KALIUM JODATUM D6** *oder* Nr. 24 **ARSENUM JODATUM D12**	+ regelmäßig autogenes Training machen; Löwenzahnsaft
	Übergewicht, Gewichtszunahme trotz eingeschränkten Essens	durch Störung der Schilddrüsentätigkeit (Unterfunktion)	Nr. 15 **KALIUM JODATUM D6** *oder* Nr. 24 **ARSENUM JODATUM D6** *oder* Nr. 22 **CALCIUM CARBONICUM D6**	+ Nährstoffe wie Zink, Betacarotin, Selen und Eisen (Apotheke)
Wetterfühligkeit	Wetterempfindlichkeit mit Kopfschmerzen, Müdigkeit, Erschöpfung	bei Wetterumschwung, Föhn, drückender Luft, feuchter Wetterlage	Nr. 10 **NATRIUM SULFURICUM D12** *und* Nr. 22 **CALCIUM CARBONICUM D12**	+ viel Rohkost, frisches Obst; Sport und kalte Ganzkörper-Abwaschungen

Psyche

was	wie	wie oder warum	SCHÜSSLER-SALZ	was noch hilft
Angstzustände	Angst vor spitzen Gegenständen und empfindlich gegenüber Geräuschen	große Empfindlichkeit gegenüber Kälte; schlimmer bei Witterungswechsel	Nr. 11 **SILICEA D6**	Sport, Bewegung im Freien wie Wandern, Laufen, Schwimmen oder Radfahren
	Angst vor Gewitter, vor Dunkelheit, vor Kontakt mit anderen Menschen oder vor dem Alleinsein	mit leichten Depressionen, oft Missstimmung und Gereiztheit	Nr. 22 **CALCIUM CARBONICUM D6**	**Zum Arzt oder Psychotherapeuten!** eine Psychotherapie machen; Bach-Blüte Nr. 20 Mimulus
	große Angst, Todesangst, mit großer Unruhe und Nervosität	mit Melancholie, Verstimmung, Traurigkeit, schrecklichen Träumen	Nr. 13 **KALIUM ARSENICOSUM D6**	Bach-Blüte Nr. 26 Rock Rose (zwei Tropfen auf ein Glas Wasser, tagsüber trinken)
	Angst vor Krankheiten, hypochondrisch veranlagte Person	traurig, deprimiert, hoffnungslos, reizbar, möchte alleine sein	Nr. 8 **NATRIUM CHLORATUM D6**	Bach-Blüte Nr. 20 Mimulus (zwei Tropfen auf ein Glas Wasser, tagsüber trinken)
	oft ängstliche Stimmung, verzagt, nervös, aufgeregt	empfindlich gegenüber äußeren Eindrücken, eigensinnig, halsstarrig, zerstreut	Nr. 11 **SILICEA D12**	Vitamin-B1-Präparat für einige Wochen

Psyche

was	wie	wie oder warum	SCHÜSSLER-SALZ	was noch hilft
Angstzustände	allgemeine Ängstlichkeit, Scheuheit, unbegründete Ängste	mit Melancholie; Verlangen nach frischer Luft, besser im Freien	Nr. 6 KALIUM SULFURICUM D6	+ **Zum Arzt oder Psychotherapeuten!** eine Psychotherapie machen
	Erwartungsangst vor kommenden Situationen, zum Beispiel einer Prüfung, einer Reise, Angst vor Dunkelheit	mit großer Schwäche und körperlich-seelischer Erschöpfung	Nr. 5 KALIUM PHOSPHORICUM D6 *oder* Nr. 22 CALCIUM CARBONICUM D6	+ Bach-Blüten: Nr. 2 Aspen und Nr. 20 Mimulus (je zwei Tropfen auf ein Glas Wasser, tagsüber trinken)
	anfallartige Angstattacken mit Panikgefühl, unvermittelt auftretend, auch nachts	oft bei Kindern, die nachts aufschrecken	Nr. 14 KALIUM BROMATUM D6	+ Bach-Blüte Nr. 26 Rock Rose (zwei Tropfen auf ein Glas Wasser, tagsüber trinken)
	Angst, sich auf öffentlichen Plätzen aufzuhalten	generell sensibel, empfindlich, nervlich schwach	Nr. 5 KALIUM PHOSPHORICUM D6	+ Bach-Blüte Nr. 20 Mimulus (zwei Tropfen auf ein Glas Wasser, tagsüber trinken)
	heftige Angst, Angstattacke, mit gerötetem Gesicht	mit Aufregung, Zittern, Herzklopfen	Nr. 7 MAGNESIUM PHOSPHORICUM D6	+ Bach-Blüte Nr. 26 Rock Rose (zwei Tropfen auf ein Glas Wasser, tagsüber trinken)

Psyche

was	wie	wie oder warum	SCHÜSSLER-SALZ	was noch hilft
Depression, Schwermut	schwere Depression, mit Unfähigkeit, den Alltag zu bewältigen	in Schüben auftretend, auch saisonal im Herbst und Frühjahr	Nr. 16 LITHIUM CHLORATUM D6	+ **Zum Arzt oder Psychotherapeuten!** eine Psychotherapie machen
	Depression, die während der Wechseljahre auftritt; auch Altersdepression	mit Schlafstörungen, Hitzewallungen, Schwitzen	Nr. 11 SILICEA D12	+ Bach-Blüte Nr. 33 Walnut (zwei Tropfen auf ein Glas Wasser, tagsüber trinken)
	oft melancholisch, empfindlich, sensibel; häufig mit Verlangen nach frischer Luft	in Verbindung mit allgemeiner Ängstlichkeit, besser im Freien	Nr. 6 KALIUM SULFURICUM D6	+ Kneipp-Anwendungen wie Tautreten, Wassertreten im Kneippbecken (Storchengang)
	häufig traurig, Persönlichkeitskrise, Nervenschwäche	in der Pubertät bei Jungen und Mädchen; oft blasses Aussehen	Nr. 2 CALCIUM PHOSPHORICUM D6	+ Bach-Blüte Nr. 33 Walnut (zwei Tropfen auf ein Glas Wasser, tagsüber trinken)
	bei Kindern, nach schweren und lang anhaltenden Krankheiten	blass aussehend, Neurasthenie (Nervenschwäche), gestörte Regeneration	Nr. 2 CALCIUM PHOSPHORICUM D6	+ täglich ein Glas frisch gepressten Orangensaft trinken (Vitamin C)

Psyche

was	wie	wie oder warum	SCHÜSSLER-SALZ	was noch hilft
Depression, Schwermut	niedergedrückt, traurig, empfindlich, Stimmungsschwankungen	mit allgemeiner Erschöpfung und nervlicher Schwäche, z. B. nach Schockerlebnissen	Nr. 5 **KALIUM PHOSPHORICUM D6**	+ Bach-Blüte Nr. 29 Star of Bethlehem (zwei Tropfen auf ein Glas Wasser, tagsüber trinken)
	Depression mit großem Kummer, Traurigkeit, Hoffnungslosigkeit	sensibel, schnell den Tränen nahe, häufiges Weinen	Nr. 8 **NATRIUM CHLORATUM D6**	+ Vitamin-B-Komplex für mehrere Wochen
	Depression mit wechselnder Erregung, innerer Unruhe	generell nervlich labil, empfindlich, alles zehrt an den Nerven	Nr. 21 **ZINCUM CHLORATUM D6**	+ Johanniskrautsaft-Kur (Apotheke/Reformhaus)
	Depression wechselnd mit aggressivem Verhalten	mit Einschlafstörungen, mit Anspannung und innerer Unruhe	Nr. 7 **MAGNESIUM PHOSPHORICUM D6** *abends als »Heiße Sieben«*	+ Vitamin-B-Komplex für mehrere Wochen
	plötzlich auftretende depressive Verstimmung	ohne erkennbare Ursache, aus heiterem Himmel	Nr. 14 **KALIUM BROMATUM D6** *und* Nr. 17 **MANGANUM SULFURICUM D6**	+ regelmäßiger Ausdauersport wie Radfahren oder Laufen

Psyche

was	wie	wie oder warum	SCHÜSSLER-SALZ	was noch hilft
Erregungszustände	Aufregung, Unruhe, allgemein gereizt, genervt, oft Gemütserregungen	bei Anspannung, Stress, psychischer Labilität; bei emotionalen Erlebnissen; innere »Verkrampfung«	Nr. 7 **MAGNESIUM PHOSPHORICUM D6** *oder* Nr. 17 **MANGANUM SULFURICUM D6**	+ pro Tag zwei Tassen Melissenblätter- und Lavendelblütentee (1 EL auf 1/4 l Wasser, 8 Min. ziehen lassen)
	leicht aufkommende Erregung, auch ohne erkennbaren Anlass	generell ärgerlich, reagiert schnell »sauer«, ist gereizt	Nr. 9 **NATRIUM PHOSPHORICUM D6**	+ vierwöchige Kur mit Baldriansaft; Vitamin B1 für einige Wochen
Erschöpfung	Leistungsschwäche, Müdigkeit, auch Schlafstörungen; Beschwerden treten periodisch auf	sensibel, empfindlich, schnell den Tränen nahe; mangelnde Dynamik	Nr. 8 **NATRIUM CHLORATUM D6** *oder* Nr. 11 **SILICEA D12** *oder* Nr. 21 **ZINCUM CHLORATUM D6/D12**	+ Bach-Blüte Nr. 8 Chicory (zwei Tropfen auf ein Glas Wasser, tagsüber trinken); Hafersaft-Kur; Vitamin B12
Hyperaktivität	körperliche und nervliche Hyperaktivität mit schneller Erschöpfung	Weinerlichkeit, zieht sich zurück, möchte alleine sein	Nr. 8 **NATRIUM CHLORATUM D6**	+ regelmäßig autogenes Training machen (Kurse werden von den Volkshochschulen angeboten)
	bei Kindern, mit Unaufmerksamkeit, Lernstörungen, Angst	mit Unruhe, Anspannung, depressiver Verstimmung	*Morgens* Nr. 5 **KALIUM PHOSPHORICUM D6** *und abends* Nr. 7 **MAGNESIUM PHOSPHORICUM D6**, *jeweils als »Heiße Sieben«*	+ Magnesium-Kalzium-Tabletten aus natürlichem Dolomitgestein oder Magnesium-Präparate (Apotheke)

Psyche

was	wie	wie oder warum	SCHÜSSLER-SALZ	was noch hilft
Hypersensibilität	allgemein nervlich empfindlich, nimmt sich alles sehr zu Herzen	Nervenschwäche, auch mit innerer Anspannung und Verkrampfung	Nr. 19 **CUPRUM ARSENICOSUM D6**	+ Bach-Blüte Nr. 18 Impatiens (zwei Tropfen auf ein Glas Wasser, tagsüber trinken)
	erhöhte nervliche Empfindlichkeit, Erschöpfung, Gereiztheit; Schreckhaftigkeit	neigt zum Weinen, zieht sich zurück, seelische Erschöpfung und Schwäche	Nr. 5 **KALIUM PHOSPHORICUM D6**	+ Bach-Blüte Nr. 8 Chicory (zwei Tropfen auf ein Glas Wasser, tagsüber trinken)
Nervenschwäche	vorübergehende Erschöpfung des Nervensystems, allgemein schwächlich	bei blass aussehenden Personen; auch nach Krankheiten; auch mit Appetitlosigkeit	Nr. 2 **CALCIUM PHOSPHORICUM D6** *oder* Nr. 21 **ZINCUM CHLORATUM D6**	+ Vitamin-B1-Präparat (Apotheke) für einige Wochen einnehmen
	nervliche Erschöpfung, niedergedrückt, mit Schwächegefühl	auch mit geistiger und körperlicher Erschöpfung nach Anstrengung	Nr. 5 **KALIUM PHOSPHORICUM D6**	+ vitalstoffreiche Ernährung mit viel frischem Obst und Gemüse
Nervosität	allgemeine Nervosität mit unerklärlicher Aufregung und Unruhe	mit Zittern der Hände in angespannten Situationen; feuchte Hände	Nr. 14 **KALIUM BROMATUM D6** *oder* Nr. 20 **KALIUM ALUMINIUM SULFURICUM D6**	+ Vitamin-B1-Präparat (Apotheke) für einige Wochen einnehmen

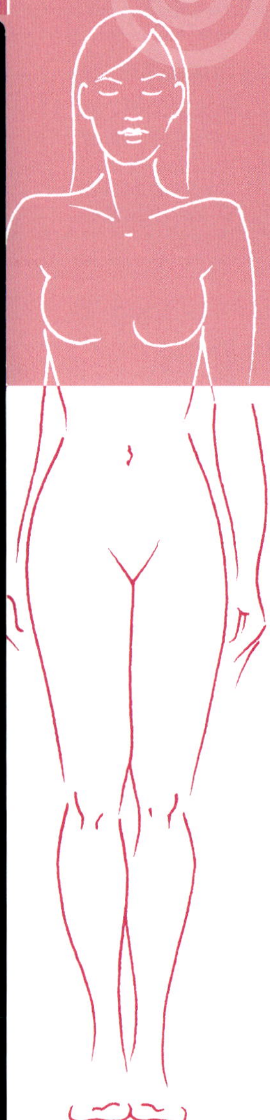

Kopfbereich

Auf den folgenden Seiten finden Sie diejenigen Beschwerden beschrieben, die im Bereich des Kopfes auftreten. Ob es sich um Kopfschmerzen oder Probleme mit Augen, Nase, Ohren, Mund, Zunge, Zähnen oder Hals und Rachen handelt – selbst ausgefallene Beschwerden, bei denen Ihnen Schüßler-Salze helfen können, sind hier aufgelistet.

Kopf

Kopfschmerzen und **Migräne** sind äußerst unangenehme und leider auch sehr häufig auftretende Beschwerden im Kopfbereich. Ihnen liegen die verschiedensten Ursachen zugrunde. Bei der Behandlung mit Schüßler-Salzen ist es wichtig, sowohl auf die Art als auch auf die Begleitumstände des Schmerzes zu achten.

Augen

Bereiten uns die Augen Probleme, ist häufig eine **Bindehautentzündung** daran schuld. Auch **Lidrandentzündungen, Lidzittern, trockene Augen** und andere **Sehstörungen** kommen häufig vor. Sie können auf einen Mangel an wichtigen Salzen, auf eine Verteilungsstörung der Salze im Körper oder sogar auf seelische Ursachen zurückgehen. Sind Ihre Symptome nicht eindeutig, sollten Sie unbedingt einen Augenarzt aufsuchen.

Ohren

Stimmt etwas mit den Ohren nicht, beeinträchtigt das unser gesamtes Befinden. Zögern Sie deshalb nicht, zum Ohrenarzt zu gehen, um die Ursache abklären zu lassen! **Ohrenentzündungen, Ohrenschmerzen oder Hörstörungen** sind die Beschwerden, über die Patienten am häufigsten klagen. Werden die Ohren bei einem Katarrh in Mitleidenschaft gezogen, sind schnelle Abhilfe und eine frühzeitige Behandlung besonders wichtig. Störungen des Innenohrs verursachen aber noch ganz andere Beschwerden wie zum Beispiel Schwindel oder **Tinnitus** (Ohrensausen, Ohrgeräusche). Nicht selten kommen die Beschwerden daher, dass wir unseren Ohren zu viele Geräusche zumuten.

Nase und Nasennebenhöhlen

Fließ- und **Stockschnupfen,** häufiges **Nasenbluten, Polypen** sowie die chronische **Nasennebenhöhlen-**

entzündung sprechen besonders gut auf Schüßler-Salze an. Wenn Beschwerden immer wieder auftreten, rate ich dazu, die Abwehr zu stärken. Mehr dazu finden Sie im Kapitel Allgemeinbefinden unter »Abwehrschwäche«.

Mundbereich und Zähne

Im Mund- und Lippenbereich haben wir es meist mit **Entzündungen, Herpesbläschen** oder **Schleimhautreizungen** zu tun. Achten Sie auf die Merkmale der Entzündung! Wichtig ist das Aussehen von Zahnfleisch, Zunge und Mundschleimhaut. Empfindliche Schleimhäute können immer wieder Beschwerden verursachen. Stärken Sie daher schwache Bereiche mit den hier angegebenen Schüßler-Salzen.
Schmerzen an den Zähnen aufgrund von **Karies** oder **Zahnfleischschwund** gehören zur Behandlung in die Zahnarztpraxis. Zu groß ist die Gefahr, dass Entzündungsherde sich ausbreiten und den Kopf in Mitleidenschaft ziehen. Mit Schüßler-Salzen kann die Zeit bis zum Zahnarztbesuch überbrückt werden. Überflüssig indes machen sie eine ärztliche Behandlung nicht.

Hals und Rachenraum

Wenn Hals und Rachen Probleme bereiten, handelt es sich oft um katarrhalische Entzündungen – wie beispielsweise die **Mandelentzündung.** Schmerz, Rötung und Schwellung machen Ihnen zu schaffen. Warten Sie nicht lange, sondern steuern Sie sogleich gegen. Je eher Sie mit der Einnahme von Schüßler-Salzen beginnen, desto schneller klingen die Beschwerden wieder ab.

In diesem Kapitel

Kopf

was	wie	wie oder warum	SCHÜSSLER-SALZ	was noch hilft
Kopfschmerzen	Kopfschmerzen, vorwiegend an der Stirn und an den Schläfen	mit teils heftigem Druckgefühl im Kopf	Nr. 14 **KALIUM BROMATUM D6**	+ ansteigende Fußbäder; Bach-Blüten: Notfalltropfen viertelstündlich an Stirn und Schläfen einreiben
	nervös bedingte Kopfschmerzen, bei Aufregung, Anspannung, Ärger	mit Erregung, innerer Unruhe, Stimmungsschwankungen	Nr. 21 **ZINCUM CHLORATUM D6**	+ Bach-Blüte Nr. 35 White Chestnut (zwei Tropfen auf ein Glas Wasser, tagsüber trinken)
	Kopfschmerzen bei Schulkindern nach Anstrengung, langem Lernen	bei allgemeiner Erschöpfung, nervlicher Schwäche, mit Blässe	Nr. 2 **CALCIUM PHOSPHORICUM D6**	+ Salbe Nr. 2 täglich zwischen den Schulterblättern einmassieren
	Kopfschmerzen, die in warmen Räumen schlimmer werden	Besserung der Kopfschmerzen in kühler Luft und im Freien	Nr. 6 **KALIUM SULFURICUM D6**	+ regelmäßige Bewegung an frischer Luft wie Wandern, Spazierengehen, Radfahren
	drückende Kopfschmerzen, die am ganzen Kopf auftreten können	oft mit Erbrechen von Galle; auch Spätfolge einer Gehirnerschütterung	Nr. 10 **NATRIUM SULFURICUM D6**	+ ansteigende Fußbäder; Salbe Nr. 10 in Nacken und Stirn einreiben

Kopf

was	wie	wie oder warum	SCHÜSSLER-SALZ	was noch hilft
Kopfschmerzen	drückende Kopfschmerzen mit Gefühl eines geschwollenen Kopfes	auch stechende Kopfschmerzen, als werde der Kopf mit Nadeln traktiert	Nr. 17 MANGANUM SULFURICUM D6	ansteigende Fußbäder; Wassertreten im Kneippbecken (im Storchengang)
	Kopfschmerzen an Schläfen und Stirn, durch Witterungswechsel	bevorzugt nach Zugluft auftretend und bei Voll- oder Neumond	Nr. 11 SILICEA D12	körperliche Bewegung wie Radfahren, Schwimmen, Wandern
	Kopfschmerzen mit Erbrechen von durchsichtigem Schleim oder wässriger Flüssigkeit	hellschleimig belegte Zunge; Tränenfluss, auch bei blassen Menschen	Nr. 8 NATRIUM CHLORATUM D6	Frischkost mit viel rotem Gemüse wie Karotten, Paprika, Tomaten
	einschießende, stechende Kopf- und/oder Nervenschmerzen; Hinterkopfschmerz	Kopfschmerzen, die vom Nacken aufsteigen; Schmerzen, die die Stelle wechseln	Nr. 7 MAGNESIUM PHOSPHORICUM D6	Salbe Nr. 7 mehrmals am Nacken einreiben; ansteigende Fußbäder
	chronisch hartnäckige Kopfschmerzen, die schwer zu beeinflussen sind	auch Migräne; vorwiegend bei etwas aufgedunsen wirkenden Personen	Nr. 22 CALCIUM CARBONICUM D6	ab und an ein Rohkosttag mit viel Salat und Obst, körperliche Bewegung

Kopf

was	wie	wie oder warum	SCHÜSSLER-SALZ	was noch hilft
Kopfschmerzen	Kopfschmerzen, besonders starke und generelle Schmerzen, überall am Körper	auch Schmerzen an inneren Organen oder am Bewegungsapparat	Nr. 7 **MAGNESIUM PHOSPHORICUM D6** *als »Heiße Sieben«*	+ Salbe Nr. 7 in Nacken und Stirn einreiben; ansteigende Fußbäder
	Kopfschmerzen allgemein, halbseitig und plötzlich einschießende Schmerzen	stechende Kopfschmerzen und Kopfdruck; auch Trigeminusneuralgie	Nr. 7 **MAGNESIUM PHOSPHORICUM D6** *und* Nr. 3 **FERRUM PHOSPHORICUM D12**	+ Salbe Nr. 7 in Nacken und Stirn einreiben; ansteigende Fußbäder
	Kopfschmerzen mit anschließendem Schwächegefühl	Kopfschmerzen nach geistiger, körperlicher und seelischer Belastung	Nr. 5 **KALIUM PHOSPHORICUM D6** *oder* Nr. 21 **ZINCUM CHLORATUM D6**	+ eine Tasse schwarzen oder grünen Tee trinken (nur ein bis zwei Minuten ziehen lassen)
	Kopfschmerzen mit Kribbeln und Taubheitsgefühl in Armen und Beinen	vor allem bei blassen und kreidebleichen Personen	Nr. 2 **CALCIUM PHOSPHORICUM D6**	+ Salbe Nr. 2 in Nacken und Stirn einreiben; ansteigende Fußbäder
	schwache Kopfschmerzen, die schnell kommen und wieder vergehen	mit dunklen Augenschatten, Hitze- und Druckgefühl im Gesicht	Nr. 3 **FERRUM PHOSPHORICUM D12**	+ Bach-Blüten: Notfalltropfen (ein bis zwei Tropfen auf die Schmerzstelle reiben)

Kopf

was	wie	wie oder warum	SCHÜSSLER-SALZ	was noch hilft
Kopfschmerzen	Stechen, Drücken, Klopfen im Kopf	durch Bücken schlimmer, das Gesicht ist erhitzt, gerötet	Nr. 3 FERRUM PHOSPHORICUM D12	Salbe Nr. 3; ansteigende Fußbäder
Migräne	Kopfschmerzen mit Übelkeit, Schwindel	mit Erbrechen von weißem Schleim, häufig auch mit weißem Zungenbelag	Nr. 4 KALIUM CHLORATUM D6	feuchtwarme Umschläge auf die Magengegend
	chronische Kopfschmerzen, die immer wieder auftreten	halbseitiger Kopfschmerz mit Sehstörungen, Übelkeit	Nr. 7 MAGNESIUM PHOSPHORICUM D6 *und* Nr. 8 NATRIUM CHLORATUM D6 *und* Nr. 11 SILICEA D12	Yoga oder autogenes Training machen (Kurse werden von den Volkshochschulen angeboten)
	Migräne und Kopfschmerzen mit Schmerzanfällen; Schmerzattacken an Organen, Muskeln, Nerven	mit nachfolgender großer Schwäche; häufig blasse und reizbare Personen	Nr. 5 KALIUM PHOSPHORICUM D6	**Zum Arzt!**
	heftige Kopfschmerzen, chronisch gewordene Kopfschmerzen	hartnäckig und immer wiederkehrend, sie trotzen vielen Behandlungsverfahren	*Migräne-Schema:* Nr. 5 KALIUM PHOSPHORICUM D6, Nr. 7 MAGNESIUM PHOSPHORICUM D6, Nr. 8 NATRIUM CHLORATUM D6, Nr. 22 CALCIUM CARBONICUM D6 *und* Nr. 11 SILICEA D12 – *je Salz zwei bis vier Tabletten in dieser Reihenfolge über den Tag verteilt nehmen*	manuelle Wirbelsäulentherapie; Blutuntersuchung auf Nahrungsmittelallergie

Augen

was	wie	wie oder warum	SCHÜSSLER-SALZ	was noch hilft
Bindehaut-entzündung	Überanstrengung der Augen, die Augen sind gerötet und empfindlich	nach Computerspielen, Fernsehen, intensivem Lernen	Nr. 3 **FERRUM PHOSPHORICUM D12**	+ bei Anstrengung der Augen öfters einen Punkt in der Ferne anvisieren, dann einen Punkt in der Nähe
	gerötete, gereizte Augen; empfindliche, auch juckende Augen	Augen tränen bei Wind; auch trockene Augen mit Sandkorngefühl im Auge	Nr. 8 **NATRIUM CHLORATUM D6**	+ Vitamin A, Betacarotin; Salbe Nr. 8 auf die geschlossenen Lider dünn auftragen
	entzündete Augen, gerötet, schmerzhaft, juckend	mit weißlichem Sekret an den Augenrändern	Nr. 4 **KALIUM CHLORATUM D6**	+ Augenspülungen mit Augentrost-Tee (mittels Augenwanne aus der Apotheke)
	heftige, starke Entzündung der Augen mit Schmerzen	auch Juckreiz, oft durch allergische Reizung der Bindehäute	Nr. 17 **MANGANUM SULFURICUM D6** *oder* Nr. 22 **CALCIUM CARBONICUM D6**	+ **Zum Augenarzt!**
	Augen chronisch entzündet, auch unterschwellige Entzündungen, die nicht abklingen	mit gelblichem Sekret an den Augenrändern	Nr. 6 **KALIUM SULFURICUM D6**	+ Augentrost-Kompressen oder Augenspülungen mit Augentrost-Tee (mittels Augenwanne aus der Apotheke)

Augen

was	wie	wie oder warum	SCHÜSSLER-SALZ	was noch hilft
Gerstenkorn	akut, mit Rötung, Schmerz, Schwellung, Druckgefühl am Lidrand; kleiner Eiterpustel	durch bakterielle Infektion oder Fremdkörpereinfluss	Nr. 3 **FERRUM PHOSPHORICUM D12**	+ Augentrost-Kompressen oder Augenspülungen mit Augentrost-Tee (mittels einer Augenwanne aus der Apotheke)
	Schwellung, schmerzhaft, mit Knötchen, eitrig aussehend	vor allem bei weicher Schwellung am Lid	Nr. 11 **SILICEA D12** *(wenn eröffnet:* Nr. 12 **CALCIUM SULFURICUM D6**)	+ Augentrost-Kompressen oder Augenspülungen mit Augentrost-Tee (mittels einer Augenwanne aus der Apotheke)
	Schwellung, schmerzhaft, mit Knötchen, eitrig aussehend	eher harte Schwellung am Augenlid	Nr. 1 **CALCIUM FLUORATUM D6**	+ Augentrost-Kompressen oder Augenspülungen mit Augentrost-Tee (mittels einer Augenwanne aus der Apotheke)
	chronisches oder immer wieder auftretendes Gerstenkorn	mit gelblichem Sekret an den Augen	Nr. 6 **KALIUM SULFURICUM D6**	+ Salbe Nr. 11 dünn auf das geschlossene Lid auftragen
	Schwellung der Lider mit Druck- und Schmerzgefühl	Neigung zu Gerstenkörnern, immer wieder auftretend	Nr. 9 **NATRIUM PHOSPHORICUM D6** *und* Nr. 11 **SILICEA D12** *für einige Wochen*	+ ansteigende Fußbäder; Kur mit Sonnenhutsaft

Augen

was	wie	wie oder warum	SCHÜSSLER-SALZ	was noch hilft
Grauer Star (Katarakt)	Linsentrübung mit Sehverschlechterung, Veränderung des Farbensehens, Nebelsehen	erhöhte Blendempfindlichkeit; meist ab dem 60. Lebensjahr auftretend	Nr. 1 **CALCIUM FLUORATUM D12** *und* Nr. 11 **SILICEA D12**; *alternativ* Nr. 18 **CALCIUM SULFURATUM D6**	+ Vitamin-Kombinationen speziell für die Augen (Apotheke)
	Linsentrübung und Sehschwäche bei Störung des Stoffwechsels	zusammen mit Diabetes oder rheumatischen Beschwerden wie Gicht auftretend	Nr. 9 **NATRIUM PHOSPHORICUM D6** *und* Nr. 10 **NATRIUM SULFURICUM D6**	+ Augen-Übungen nach Goodrich (Bücher, die weiterhelfen, Seite 141)
	eingeschränktes Sehvermögen, Sehschwäche	mit Trockenheit der Augen; auch Tränen der Augen bei Wind	Nr. 8 **NATRIUM CHLORATUM D6**	+ Augen-Übungen nach Goodrich (Bücher, die weiterhelfen, Seite 141)
	Linsentrübung mit Nebelsehen, Sehverschlechterung	nach Unterdrückung von Fußschweiß mit chemischen Mitteln	Nr. 11 **SILICEA D12**	+ ansteigende Fußbäder; Augen-Übungen nach Goodrich (Bücher, die weiterhelfen, Seite 141)
	hartnäckiger grauer Star; Sehverschlechterung, generelle Augenschwäche	mit grau-weiß, auch schmierig aussehender Pupille	Nr. 5 **KALIUM PHOSPHORICUM D6** *im Wechsel mit* Nr. 8 **NATRIUM CHLORATUM D6**	+ Vitamin-Kombinationen speziell für die Augen (Apotheke)

Augen

was	wie	wie oder warum	SCHÜSSLER-SALZ	was noch hilft
Lider, geschwollene (Lidödeme)	Oberlider geschwollen, eingeschränktes Sehen	bedingt durch eine Lymphabflussstörung	Nr. 12 CALCIUM SULFURICUM D6	ansteigende Fußbäder; Salbe Nr. 12 dünn auf die geschlossenen Lider auftragen
	Unterlider geschwollen, das Sehen ist dadurch eingeschränkt	bedingt durch eine Nierenfunktionsschwäche	Nr. 10 NATRIUM SULFURICUM D6 *oder* Nr. 4 KALIUM CHLORATUM D6	ansteigende Fußbäder; Kur mit Birkensaft (Apotheke)
	Lider geschwollen und Augenumgebung teils heftig geschwollen, nur kleiner Sehschlitz	allergisches Ödem nach Insektenstich, bei Unverträglichkeit von Medikamenten, Cremes, Lebensmitteln	Nr. 2 CALCIUM PHOSPHORICUM D6 *und* Nr. 8 NATRIUM CHLORATUM D6 *und* Nr. 17 MANGANUM SULFURICUM D6	**Zum Arzt!** ansteigende Fußbäder, Birkensaft (Apotheke)
	Ober- und Unterlidschwellung nach mechanischen und physikalischen Reizen; nach Überanstrengung	durch Kälte, Wärme, Kratzen und Druck entstanden, auch Rötung der Lider	Nr. 3 FERRUM PHOSPHORICUM D12	Augentrost-Kompressen oder Augenspülungen mit Augentrost-Tee (mittels einer Augenwanne aus der Apotheke)
	leichte oder wieder abnehmende Schwellung der Augenlider	mit weißlichem Sekret an den Augen	Nr. 4 KALIUM CHLORATUM D6	ansteigende Fußbäder; Salbe Nr. 4 dünn auf die geschlossenen Lider auftragen

Augen

was	wie	wie oder warum	SCHÜSSLER-SALZ	was noch hilft
Lidkrämpfe	mit Schmerz- und Krampfgefühl an den Augenlidern	mit geröteten Wangen; bei Trigeminusneuralgie; auch mit blitzartigen Schmerzen	Nr. 7 **MAGNESIUM PHOSPHORICUM D6**	+ Salbe Nr. 7 dünn auf die geschlossenen Lider auftragen
	schmerzhafte, leichtere Lidkrämpfe, Missempfinden an den Lidern	nach Sonnen- und Blendeinwirkung; durch Staub, Abgase	Nr. 3 **FERRUM PHOSPHORICUM D12**	+ Salbe Nr. 3 dünn auf die geschlossenen Lider auftragen
Lidrandentzündung	akute Entzündung mit Rötung, Schmerzen, Schwellung	durch Einwirkung von Staub, Hitze, Dämpfen oder Bakterien	Nr. 3 **FERRUM PHOSPHORICUM D12** *und* Nr. 4 **KALIUM CHLORATUM D6**	+ Augentrost-Kompressen oder Augenspülungen mit Augentrost-Tee (aus der Apotheke)
	chronische Entzündung der Augenlider	mit bestehender Anfälligkeit nach abgelaufener Entzündung	Nr. 11 **SILICEA D6** *oder* Nr. 6 **KALIUM SULFURICUM D6**	+ Augentrost-Kompressen oder Augenspülungen mit Augentrost-Tee (aus der Apotheke)
	akut oder chronisch entzündete Augenlider	geschwollene Augenlider; Schmerzen; gerötete Augenlider	Nr. 17 **MANGANUM SULFURICUM D6**	+ Augentrost-Kompressen oder Augenspülungen mit Augentrost-Tee (aus der Apotheke)

Augen

was	wie	wie oder warum	SCHÜSSLER-SALZ	was noch hilft
Lidschwellung, entzündliche (Hagelkorn)	Vergrößerung einer oder mehrerer Drüsen am Augenlid	chronisch unterschwellig oder nicht entzündlich	Nr. 22 **CALCIUM CARBONICUM D6**	+ Salbe Nr. 1 dünn auf das geschlossene Lid auftragen
Lidtrockenheit, trockene Augen	mit Sandkorngefühl in den Augen	mit Juckreiz; auch mit geschwollenen Lidern, Rötung	Nr. 13 **KALIUM ARSENICOSUM D6** *oder* Nr. 8 **NATRIUM CHLORATUM D6**	+ Salbe Nr. 8 dünn auf die geschlossenen Lider auftragen
Lidzittern	unvermittelt auftretendes Zittern der Augenlider	bei nervlich schwachen Personen; bleiches Gesicht	Nr. 5 **KALIUM PHOSPHORICUM D6**	+ Salbe Nr. 5 dünn auf die geschlossenen Lider auftragen
	Lidzittern und Flattern der Augenlider	bei Neurasthenie (Nervenschwäche); blasses Gesicht	Nr. 2 **CALCIUM PHOSPHORICUM D6**	+ Salbe Nr. 2 dünn auf die geschlossenen Lider auftragen
	nervöser Tic, einseitiges Zucken und Flattern eines Augenlids	bei nervösen, sensiblen Personen; bei Stress, Anspannung	Nr. 7 **MAGNESIUM PHOSPHORICUM D6**	+ Salbe Nr. 7 über Nacht dünn auf das geschlossene Lid auftragen

Augen

was	wie	wie oder warum	SCHÜSSLER-SALZ	was noch hilft
Sehstörungen	vorübergehende Sehbeeinträchtigung, Sehschwäche, mit Ermüdung der Augen	bei nervös-labilen Menschen; auch mit Lichtempfindlichkeit	Nr. 5 **KALIUM PHOSPHORICUM D6**	+ Augen-Übungen nach Goodrich (Bücher, die weiterhelfen, Seite 141)
	Sehschwäche oder Sehbeeinträchtigung nach körperlicher Anstrengung	mit trockenen Augen oder tränenden, schmerzenden Augen bei Wind	Nr. 8 **NATRIUM CHLORATUM D6**	+ Augen-Übungen nach Goodrich (Bücher, die weiterhelfen, Seite 141)
	Sehschwäche mit Lichtempfindlichkeit (eine Sonnenbrille macht das Sehen erträglicher)	mit Tränenfluss, leicht schmerzenden Augen; allgemeine Mattigkeit	Nr. 21 **ZINCUM CHLORATUM D6**	+ Vitamin-Kombinationen speziell für die Augen (Apotheke)
	Sehschwäche mit Funkensehen, auch mit Blitzen in den Augen	Hitze und Röte im Gesicht, auch Druckgefühl im Kopf	Nr. 17 **MANGANUM SULFURICUM D6**	+ **Zum Augenarzt!** ansteigende Fußbäder
	Sehschwäche, auch einseitige Sehschwäche, häufig in Verbindung mit Gicht	pochende Schmerzen in der Bindehaut	Nr. 16 **LITHIUM CHLORATUM D6**	+ **Zum Augenarzt!** ansteigende Fußbäder

Ohren

was	wie	wie oder warum	SCHÜSSLER-SALZ	was noch hilft
Durchblutungsstörungen des Ohres	Schwerhörigkeit, Ohrensausen, Schwindel	aufgrund von Arteriosklerose, Verhärtung, Ablagerungen an den Gefäßen	Nr. 1 **CALCIUM FLUORATUM D12**	Salbe Nr. 1 mehrmals täglich um das Ohr herum auftragen; Hochfrequenztherapie; indianische Ohrkerzen
	Schwerhörigkeit mit Schwindel, bei niedrigem Blutdruck	oft durch altersbedingte Durchblutungsstörungen im Ohr	Nr. 7 **MAGNESIUM PHOSPHORICUM D6**	Knoblauch-Tinktur/ -Tropfen (Apotheke/ Reformhaus); Mistelsaft
	Druckgefühl im Ohr, Pulsieren, Klopfen	bei hohem Blutdruck, Blutandrang zum Kopf	Nr. 3 **FERRUM PHOSPHORICUM D12** *und* Nr. 15 **KALIUM JODATUM D6**	ansteigende Fußbäder; indianische Ohrkerzen
Hörsturz	plötzliche Hörminderung, Druckgefühl im Ohr, Ohrgeräusche	aufgrund einer Zirkulationsstörung der kleinen Gefäße im Innenohr; oft stressbedingt	Nr. 4 **KALIUM CHLORATUM D6** *und* Nr. 7 **MAGNESIUM PHOSPHORICUM D6** *und* Nr. 10 **NATRIUM SULFURICUM D6**	**Zum Arzt!**
Menière-Krankheit	Drehschwindel mit Übelkeit, Erbrechen; Ohrgeräusche	Regulationsstörung der Blut- und Lymphgefäße mit Schwellung	Nr. 7 **MAGNESIUM PHOSPHORICUM D6** *und* Nr. 10 **NATRIUM SULFURICUM D6**	**Zum Arzt!** Bettruhe; Kaffee, Nikotin und Alkohol vermeiden; indianische Ohrkerzen

Ohren

was	wie	wie oder warum	SCHÜSSLER-SALZ	was noch hilft
Ohrenentzündung	mit Druckschmerz, erhöhter Temperatur, Rötung des Ohres	akute Entzündung, plötzlicher Beginn	Nr. 3 **FERRUM PHOSPHORICUM D12** *und* Nr. 4 **KALIUM CHLORATUM D6**	+ Zwiebelsäckchen: geschnittene Zwiebeln andünsten, in Mullstreifen hüllen und aufs Ohr legen
	mit Schmerzen, Druckgefühl im Innenohr und Rötung	Entzündung akut oder chronisch, immer wieder auftretend	Nr. 4 **KALIUM CHLORATUM D6** *im Wechsel mit* Nr. 9 **NATRIUM PHOSPHORICUM D6**	+ Salbe Nr. 2 mehrmals täglich auf und um das Ohr herum auftragen
	chronische Entzündung eines oder beider Ohren	Absonderung einer dünnen, gelben Flüssigkeit aus dem Ohr	Nr. 6 **KALIUM SULFURICUM D6;** *auch im Wechsel mit* Nr. 4 **KALIUM CHLORATUM D6**	+ Salbe Nr. 11 mehrmals täglich auf und um das Ohr herum auftragen
	chronisch hartnäckige Entzündung; häufig wiederkehrende Entzündungen	Ausfluss von dickem Eiter; stagnierender Heilprozess	Nr. 9 **NATRIUM PHOSPHORICUM D6** *und* Nr. 11 **SILICEA D12**	+ Salbe Nr. 11 mehrmals täglich auf und um das Ohr herum auftragen
	generelle Entzündung des Ohres/der Ohren	mit angeschwollenem äußerem Gehörgang	Nr. 11 **SILICEA D12**	+ Zwiebelsäckchen: geschnittene Zwiebeln andünsten, in Mullstreifen hüllen und aufs Ohr legen

Ohren

was	wie	wie oder warum	SCHÜSSLER-SALZ	was noch hilft
Ohrenentzündung	Entzündungen des äußeren und mittleren Ohres	mit Lymphstauungen und bei chronischen Beschwerden	Nr. 5 **KALIUM PHOSPHORICUM D6** *und* Nr. 10 **NATRIUM SULFURICUM D6** *je einmal als »Heiße Sieben«*	+ Salbe Nr. 11 mehrmals täglich auf und um das Ohr herum auftragen
	Tubenkatarrh: Katarrh der Ohrtrompete, mit Schwellung der Paukenhöhle, des Gehörgangs	mit Schwerhörigkeit, Druckgefühl im Ohr	Nr. 4 **KALIUM CHLORATUM D6** *und* Nr. 8 **NATRIUM CHLORATUM D6**	+ Bestrahlung mit Rotlicht (Infrarotlampe); indianische Ohrkerzen
	dumpfes Druckgefühl im Ohr, eingeschränktes Hören	nach dem Schwimmen oder Tauchen, durch den Druck des Wassers aufs Ohr ausgelöst	Nr. 4 **KALIUM CHLORATUM D6**	+ Bestrahlung mit Rotlicht (Infrarotlampe); indianische Ohrkerzen
Ohrknötchen	harte, hirsekorngroße Knötchen am Ohr, weißlich	schmerzhaft, durch Verletzung oder Erfrierung entstanden	Nr. 1 **CALCIUM FLUORATUM D12** *und* Nr. 3 **FERRUM PHOSPHORICUM D12**	+ Salbe Nr. 1 und Salbe Nr. 3 je einmal täglich auftragen
Otosklerose (Erkrankung der knöchernen Kapsel des Labyrinths)	einseitige, später zweiseitige Schwerhörigkeit, meist bei Frauen	Störungen des Knochenstoffwechsels; vererblich	Nr. 1 **CALCIUM FLUORATUM D12** *und* Nr. 2 **CALCIUM PHOSPHORICUM D6**	+ Salbe Nr. 1 und Nr. 2 je ein- bis zweimal täglich auftragen

Arrows in the chart also lead from "Entzündungen des äußeren und mittleren Ohres" to "mit Schwerhörigkeit, Druckgefühl im Ohr", and from the Tubenkatarrh entry to "nach dem Schwimmen oder Tauchen, …".

Ohren

was	wie	wie oder warum	SCHÜSSLER-SALZ	was noch hilft
Schmerzen in den Ohren; Hörstörungen, Ohrgeräusche	reißende, stechende Schmerzen in den Ohren	mit eingeschränktem Hörvermögen, Schwerhörigkeit	Nr. 17 **MANGANUM SULFURICUM D6**	+ Hochfrequenztherapie der Ohren
	durch Blutandrang zum Kopf bedingte Schmerzen im Ohr	mit Schwerhörigkeit und/oder Ohrgeräuschen	Nr. 3 **FERRUM PHOSPHORICUM D12**	+ ansteigende Fußbäder; indianische Ohrkerzen
	unklare Ohrenschmerzen, stechende Schmerzen	mit Brennen und Jucken im Ohr, im Gehörgang	Nr. 17 **MANGANUM SULFURICUM D6**	+ ansteigende Fußbäder; indianische Ohrkerzen
	Ohrensausen, Ohrgeräusche, klingende oder dumpfe Geräusche	mit allgemeiner Reizbarkeit; durch emotionale Anspannung	Nr. 7 **MAGNESIUM PHOSPHORICUM D6** *oder* Nr. 13 **KALIUM ARSENICOSUM D6**	+ Bach-Blüte Nr. 18 Impatiens (zwei Tropfen auf ein Glas Wasser, tagsüber trinken); indianische Ohrkerzen
	Schwerhörigkeit, eingeschränktes Hörvermögen	durch verhärteten Ohrenschmalz; verhärteter Ausfluss aus dem Ohr	Nr. 1 **CALCIUM FLUORATUM D12** *und* Nr. 11 **SILICEA D12**	+ Ohrenspülung mit 3-prozentiger Wasserstoffperoxidlösung (mit Pipette in die Ohren träufeln, hinlegen, nach drei Minuten auslaufen lassen)

Nase und Nasennebenhöhlen

was	wie	wie oder warum	SCHÜSSLER-SALZ	was noch hilft
Entzündung der Nasennebenhöhlen	akute Entzündung der Nasennebenhöhlen nach einem Schnupfen, als Folge einer Verletzung	mit Druckgefühl, Schmerz, erhöhter Temperatur, Kopfschmerzen, Schwellung; weißes Nasensekret	Nr. 3 **FERRUM PHOSPHORICUM D12** *und* Nr. 4 **KALIUM CHLORATUM D6**	+ Hochfrequenztherapie; Gesichtsdampfbäder mit Stein- oder Kristallsalz
	immer wiederkehrende Entzündungen der Nasennebenhöhlen	erschwerte Nasenatmung aufgrund von Nasenpolypen	Nr. 4 **KALIUM CHLORATUM D6** *oder* Nr. 22 **CALCIUM CARBONICUM D6**	+ Gesichtsdampfbäder mit Stein- oder Kristallsalz
	immer wiederkehrende Nasennebenhöhlenentzündung	aufgrund erhöhter Anfälligkeit der Nebenhöhlen und Nasenschleimhäute	Nr. 11 **SILICEA D12**	+ Sonnenhutsaft (Apotheke/Reformhaus); ansteigende Fußbäder
	chronische Nasennebenhöhlenentzündung	mit eitrigem, gelblichem Nasensekret	Nr. 6 **KALIUM SULFURICUM D6** *oder* Nr. 12 **CALCIUM SULFURICUM D6**	+ Gesichtsdampfbäder mit Stein- oder Kristallsalz
	heftige, chronische Nasennebenhöhlenentzündung	stinkende Absonderungen aus der Nase	Nr. 5 **KALIUM PHOSPHORICUM D6**	+ Hochfrequenztherapie; Nasendusche, Nasenspülungen

Nase und Nasennebenhöhlen

was	wie	wie oder warum	SCHÜSSLER-SALZ	was noch hilft
Entzündung der Nasenschleimhaut, Schnupfen	akuter wässriger Fließschnupfen (hell und durchsichtig); Niesattacken	Absonderung ist wund machend, brennend	Nr. 8 **NATRIUM CHLORATUM D6**	Nasenspülungen mit Kochsalzlösung; Salbe Nr. 8 dünn mit einem Wattestäbchen in und auf der Nase auftragen
	Fließschnupfen mit dünnflüssigem Sekret	ätzendes und wund machendes Sekret	Nr. 13 **KALIUM ARSENICOSUM D6**	Nasenspülungen mit Kochsalzlösung
	beginnender Schnupfen mit Niesen, Kribbeln in der Nase	mit geröteter, empfindlicher und gereizter Nase; auch leichtes Fieber	Nr. 3 **FERRUM PHOSPHORICUM D12**	Salbe Nr. 8 dünn mit einem Wattestäbchen in und auf der Nase auftragen
	Schnupfen mit angeschwollener Nasenschleimhaut, erschwerter Nasenatmung	blassweißes Nasensekret; verstopfte Nase, Stockschnupfen	Nr. 4 **KALIUM CHLORATUM D6**	Gesichtsdampfbad mit zwei Esslöffeln Kristall-, Stein- oder Kochsalz
	häufig auftretender Schnupfen, verschiedene Arten	Fließschnupfen, Heuschnupfen oder Stockschnupfen	Nr. 24 **ARSENUM JODATUM D6**	Sonnenhutsaft (Apotheke/Reformhaus)

Nase und Nasennebenhöhlen

was	wie	wie oder warum	SCHÜSSLER-SALZ	was noch hilft
Entzündung der Nasenschleimhaut, Schnupfen	chronischer Schnupfen, hartnäckig, Heilung zieht sich hin	mit gelblich-schleimigem, eitrigem Sekret	Nr. 6 **KALIUM SULFURICUM D6** *oder* Nr. 19 **CUPRUM ARSENICOSUM D6**	+ mehrwöchige Kur mit einem Zink- und Vitamin-C-Präparat (Apotheke)
	hartnäckiger Schnupfen, chronisch, verstopfte Nase	mit grünlichem, meist sehr dickem Nasensekret	Nr. 10 **NATRIUM SULFURICUM D6**	+ Nasenspülungen mit Kochsalzlösung
	Schnupfen mit eitrigen Absonderungen, auch chronisch	goldgelbes oder dicklich-gelbes Nasensekret	Nr. 9 **NATRIUM PHOSPHORICUM D6** *im Wechsel mit* Nr. 11 **SILICEA D12**	+ Gesichtsdampfbad mit zwei Esslöffeln Kristall-, Stein- oder Kochsalz
	chronischer Schnupfen mit Zersetzungsprozessen in der Nasenschleimhaut	mit übel riechendem, stinkendem Nasensekret	Nr. 5 **KALIUM PHOSPHORICUM D6**	+ Nasenspülungen mit Kochsalzlösung; ansteigende Fußbäder
	Entzündungen der Nasenschleimhaut mit Schnupfen, akut/chronisch	trockene, spröde und überempfindliche Nasenschleimhaut	Nr. 14 **KALIUM BROMATUM D6**	+ Gesichtsdampfbad mit zwei Esslöffeln Kristall-, Stein- oder Kochsalz

Nase und Nasennebenhöhlen

was	wie	wie oder warum	SCHÜSSLER-SALZ	was noch hilft
Entzündung der Nasenschleimhaut, Schnupfen	chronisch hartnäckiger Schnupfen	mit dicklichem, gelbem Sekretfluss mit erschwerter Atmung	Nr. 12 **CALCIUM SULFURICUM D6**	+ Nasendusche oder Nasenspülungen mit Kochsalzlösung
	chronischer Schnupfen; Stockschnupfen	mit Bildung von Nasenpolypen; eingeschränkte Nasenatmung	Nr. 4 **KALIUM CHLORATUM D6** *und/oder* Nr. 22 **CALCIUM CARBONICUM D6**	+ eine Prise Natronpulver (Apotheke, Drogerie) in etwas Wasser auflösen und in die Nase hochziehen
	Heuschnupfen, akuter Schnupfen, Fließschnupfen, allergischer Schnupfen	trockene Nasenschleimhaut außerhalb der Schnupfenattacken	Nr. 8 **NATRIUM CHLORATUM D6**	+ Kur mit Sonnenhutsaft; Nasenspülungen mit Kochsalzlösung
	Schnupfen, hartnäckig, immer wieder auftretend	mit brennendem, scharfem Sekret, wund machend	Nr. 15 **KALIUM JODATUM D6** *oder* Nr. 17 **MANGANUM SULFURICUM D6**	+ Kur mit Sonnenhutsaft; Nasenspülungen mit Kochsalzlösung
	Veranlagung zu Schnupfen; Neigung zu Heuschnupfen	immer wieder auftretend; eiweißartiges Sekret	Nr. 2 **CALCIUM PHOSPHORICUM D6** *oder* Nr. 22 **CALCIUM CARBONICUM D6**	+ Kur mit Sonnenhutsaft (Apotheke/Reformhaus)

Nase und Nasennebenhöhlen

was	wie	wie oder warum	SCHÜSSLER-SALZ	was noch hilft
Nasenbluten	hellrotes Blut, Neigung zu Nasenbluten	vorwiegend bei blassen, schwächlichen Kindern	Nr. 2 CALCIUM PHOSPHORICUM D6 *oder* Nr. 22 CALCIUM CARBONICUM D6	Tautreten, Barfußlaufen, Wassertreten nach Kneipp
	meist bei Kindern; Blut ist rot und wässrig aussehend	Blut gerinnt schnell zu einer gallertartigen Masse	Nr. 3 FERRUM PHOSPHORICUM D12	kühlen, nassen Waschlappen in den Nacken halten; Nasenflügel leicht zusammendrücken
	dickes und zähes Blut, geronnenes Blut	dunkles, schwärzlich aussehendes Blut	Nr. 4 KALIUM CHLORATUM D6	kühlen, nassen Waschlappen in den Nacken halten; Nasenflügel leicht zusammendrücken
	hellrotes Blut oder schwarz-rotes Blut; Neigung zu Nasenbluten	auffällig: Blut gerinnt nicht; auch trockene Nasenschleimhaut	Nr. 5 KALIUM PHOSPHORICUM D6 *und* Nr. 8 NATRIUM CHLORATUM D6	Salbe Nr. 5 um und auf die Nasenflügel auftragen
	Anlage zum Nasenbluten, immer wieder auftretend	besonders bei Kindern, oft dunkle Augenringe	Nr. 3 FERRUM PHOSPHORICUM D12 *oder* Nr. 5 KALIUM PHOSPHORICUM D6	Kur mit Brennnesselsaft (Apotheke/Reformhaus)

Nase und Nasennebenhöhlen

was	wie	wie oder warum	SCHÜSSLER-SALZ	was noch hilft
Nasenpolypen	mit Störung der Nasenatmung, eingeschränkte Atmung	große, gestielte Nasenpolypen	Nr. 2 **CALCIUM PHOSPHORICUM D6**	Reflextherapie der Nase (Stimulation der Nasenreflexzonen mit ätherischen Ölen)
	mit häufig auftretendem Schnupfen	blass-weißliches, auch dicklich weißes Nasensekret	Nr. 4 **KALIUM CHLORATUM D6**	Nasendusche, Nasenspülungen mit Kochsalzlösung
Riechstörung, nasale	alle Formen von Geruchsstörungen; fehlendes oder eingeschränktes Riechvermögen	oft trockene Nasenschleimhaut; auch Fließschnupfen	Nr. 8 **NATRIUM CHLORATUM D6**	Nasendusche, Nasenspülungen mit Kochsalzlösung
	eingeschränkter Geruchssinn, chronisch geworden	auch mit trockener und empfindlicher Nase	Nr. 11 **SILICEA D12**	Gesichtsdampfbäder mit Kristall- oder Steinsalz
	leicht eingeschränktes Riechvermögen	nach Impfungen oder Einnahme von starken Medikamenten	Nr. 4 **KALIUM CHLORATUM D6**	Entgiftung des Körpers mit Löwenzahn- und Schafgarbentee

Mundbereich und Zähne

was	wie	wie oder warum	SCHÜSSLER-SALZ	was noch hilft
Lippenausschlag, Lippenbläschen	Bläschen an den Lippen (Herpes) mit Schmerz- und Druckgefühl	Inhalt der Bläschen ist gelblich-wässrig	Nr. 4 **KALIUM CHLORATUM D6**	+ mit Salbeitee betupfen (1 EL auf 1 Tasse Wasser, 5 Min. ziehen lassen)
	Lippenbläschen mit Schmerzen, Spannungs- und Druckgefühl, heftige Entzündung	Bläschen mit dunkelgelbem oder gelblich-wässrigem Inhalt	Nr. 10 **NATRIUM SULFURICUM D6**	+ mit Salbeitee betupfen (1 EL auf 1 Tasse Wasser, 5 Min. ziehen lassen)
	immer wiederkehrender Bläschenausschlag an den Lippen	trockene, empfindliche Lippen; der Inhalt der Bläschen sieht klar, wässrig aus	Nr. 8 **NATRIUM CHLORATUM D6**	+ Salbe Nr. 8 auftragen; Sonnenhutsaft (Apotheke/Reformhaus)
	eitrig aussehende Lippenbläschen, mit Schmerzen	Inhalt der Bläschen sieht goldgelb aus	Nr. 9 **NATRIUM PHOSPHORICUM D6** *oder* Nr. 11 **SILICEA D12**	+ drei bis fünf Tabletten der Nr. 9 zu Pulver zerstoßen, damit über Nacht die Bläschen bepudern
Mundgeruch	äußerst übler Geruch aus dem Mund, nach Zersetzung/Fäulnis riechend	durch bakterielle Zersetzungsprozesse im Mund, z.B. von den Zähnen, bei Magenbeschwerden	Nr. 5 **KALIUM PHOSPHORICUM D6**	+ Gurgeln mit Salbeitee (mehrmals täglich)

Mundbereich und Zähne

was	wie	wie oder warum	SCHÜSSLER-SALZ	was noch hilft
Mundschleimhautentzündung	Mundschleimhautgeschwüre (Aphthen) mit Schwellung und Schmerzen	mit weißlichem oder auch weißgrauem Schleimhautbelag	Nr. 4 **KALIUM CHLORATUM D6**	+ Hochfrequenztherapie; Einpinseln mit Teebaumöl
	Entzündung mit kleinblasigem Speichelschleim, der durchsichtig aussieht	auch mit Entzündung des Zäpfchens; die Zunge ist rein und feucht	Nr. 8 **NATRIUM CHLORATUM D6**	+ Gurgeln mit Salbeitee (2 TL auf 1 Tasse Wasser, 5 Min. ziehen lassen)
	immer wieder auftretende Mundschleimhautgeschwüre (Aphthen)	mit gelblichem Belag; auch in Zusammenhang mit Verdauungsstörungen	Nr. 9 **NATRIUM PHOSPHORICUM D6** *oder* Nr. 10 **NATRIUM SULFURICUM D6**	+ spagyrische Eigenurin- und Eigenblutbehandlung
	Mundschleimhautgeschwüre (Aphthen), die übel riechen	mit hellrotem Rand, Saum um das Geschwür	Nr. 5 **KALIUM PHOSPHORICUM D6**	+ Hochfrequenztherapie; Einpinseln mit Teebaumöl
	Neigung zu Aphthenbildung, Aphthen treten immer wieder auf	bei einer Schwäche des Immunsystems, auch allergisch bedingt	Nr. 3 **FERRUM PHOSPHORICUM D12** *und* Nr. 17 **MANGANUM SULFURICUM D6**	+ Kur mit Sonnenhutsaft (Apotheke/Reformhaus)

Mundbereich und Zähne

was	wie	wie oder warum	SCHÜSSLER-SALZ	was noch hilft
Mundschleimhautentzündung	Entzündung in Zusammenhang mit einem Katarrh	Rötung, Schwellung und Schmerz im Mundraum	Nr. 3 FERRUM PHOSPHORICUM D12	+ Salbe Nr. 3 mehrmals täglich in die Wangen einmassieren
	Pilzinfektion der Mundschleimhaut (Soor)	weißlicher Belag auf den Mundschleimhäuten	Nr. 4 KALIUM CHLORATUM D6	+ Gurgeln mit Apfelessig (ein Esslöffel auf ein Glas Wasser)
	Mundfäule, oft in Zusammenhang mit Zahnfleischentzündung	durch Abwehrschwäche oder mangelhafte Mundhygiene	Nr. 5 KALIUM PHOSPHORICUM D6	+ Salbe Nr. 5 in die Wangen einmassieren
	eitrig-geschwürige und schmerzhafte Entzündung	durch bakterielle Infektion bedingt	Nr. 11 SILICEA D12 *oder* Nr. 18 CALCIUM SULFURATUM D12	+ **Zum Arzt!**
Mundschleimhaut, trockene	besonders über Nacht und am Morgen auftretend	gestörte Feuchtigkeitsbildung der Mundschleimhaut	Nr. 5 KALIUM PHOSPHORICUM D6 *oder* Nr. 8 NATRIUM CHLORATUM D6	+ den Mund morgens zehn Minuten mit Sonnenblumenöl spülen (»Ölziehen«)

Mundbereich und Zähne

was	wie	wie oder warum	SCHÜSSLER-SALZ	was noch hilft
Mundwinkeleinrisse	harmlose Risse oder kleine Furchen an den Mundwinkeln	bei generell trockenen Lippen oder Neigung dazu	Nr. 8 **NATRIUM CHLORATUM D6**	Vitamin-B-Komplex (Apotheke), vorwiegend Vitamin B2
	entzündliche Einrisse an den Mundwinkeln (Rhagaden)	mit Schmerzen, Rötung, leichter Schwellung	Nr. 3 **FERRUM PHOSPHORICUM D12**	Salbe Nr. 3 mehrmals täglich auftragen
Trockene Lippen	ausgetrocknete, wunde, entzündete oder aufgeplatzte Lippen	mit schmerzhafter Schwellung, Rötung	Nr. 3 **FERRUM PHOSPHORICUM D12**	Salbe Nr. 3 mehrmals täglich auftragen
	chronisch trockene Lippen; auch Austrocknen durch trockene Raumluft oder im Freien bei Kälte	gestörter Feuchtigkeitshaushalt von Haut und Schleimhaut	Nr. 8 **NATRIUM CHLORATUM D6**	Salbe Nr. 8 mehrmals täglich auftragen
	chronisch aufgesprungene, rissige Lippen	Lippen sind spröde, verhärtet und zeigen Furchen	Nr. 1 **CALCIUM FLUORATUM D12**	Salbe Nr. 1 mehrmals täglich auftragen

Mundbereich und Zähne

was	wie	wie oder warum	SCHÜSSLER-SALZ	was noch hilft
Zahnfleischentzündung	entzündlich gerötetes, gereiztes Zahnfleisch	leicht blutendes, auch schmerzendes Zahnfleisch	Nr. 5 **KALIUM PHOSPHORICUM D6**	+ mit 1 bis 2 EL Olivenöl gurgeln und spülen (1 Tropfen Teebaumöl hinzufügen)
	beginnende Zahnfleischentzündung mit Wundheitsgefühl	Reizung des Zahnfleisches, leichte Rötung	Nr. 3 **FERRUM PHOSPHORICUM D12**	+ Gurgeln mit nativem Olivenöl (kalt gepresst); die Wange mit Salbe Nr. 3 einreiben
	leichte und heftigere Entzündung des Zahnfleisches	mit blassem, fast weißlich aussehendem Zahnfleisch	Nr. 2 **CALCIUM PHOSPHORICUM D6**	+ Gurgeln mit nativem Olivenöl (kalt gepresst)
Zahnfleischschwund (Parodontose)	Entartung von Zahnfleisch; Bildung von Zahntaschen	Lockerwerden und Ausfallen der Zähne aufgrund eines Mineralsalzmangels	Nr. 1 **CALCIUM FLUORATUM D12** *und* Nr. 11 **SILICEA D12**	+ Zähne einmal täglich mit Natronpulver putzen
Zahnkaries	Erweichung des Zahnschmelzes, es bilden sich »Löcher«, braune Stellen	durch bakterielle Zersetzungsprozesse und mangelnde Mundhygiene	Nr. 1 **CALCIUM FLUORATUM D12**; *bei Kleinkindern genügt 1 Tablette pro Tag zur Vorbeugung*	+ regelmäßiges Zähneputzen und regelmäßige Zahnarztbesuche

Mundbereich und Zähne

was	wie	wie oder warum	SCHÜSSLER-SALZ	was noch hilft
Zahnschmerzen	durch Entzündung der Mundschleimhaut, zum Beispiel durch Verletzung	mit Rötung, schmerzhafter Reizung der Mundschleimhaut	Nr. 3 FERRUM PHOSPHORICUM D12	**Zum Zahnarzt!** Salbe Nr. 3 mehrmals täglich in die Wange einmassieren
	periodisch auftretende Schmerzen – auch ohne erkennbare Ursache	besser durch Wärmeanwendung an der Wange	Nr. 7 MAGNESIUM PHOSPHORICUM D6; *falls schlimmer durch Wärme:* Nr. 6 KALIUM SULFURICUM D6	Salbe Nr. 3 mehrmals täglich in die Wange einmassieren
	Zahnschmerzen mit vermehrtem Speichelfluss	Speichel sieht aus, als enthalte er kleine Bläschen	Nr. 8 NATRIUM CHLORATUM D6	Salbe Nr. 8 in die Wange einmassieren
	Zahnschmerzen mit reißenden und stechenden Schmerzen	gelegentlich auch mit Entzündung der Mundschleimhaut	Nr. 17 MANGANUM SULFURICUM D6	**Zum Zahnarzt!** Salbe Nr. 3 mehrmals täglich in die Wange einmassieren
	neuralgische Kopf- und Zahnschmerzen	mit Ziehen, Klopfen, Stechen an den Nerven	Nr. 21 ZINCUM CHLORATUM D6	Salbe Nr. 7 mehrmals täglich einmassieren

Mundbereich und Zähne

was	wie	wie oder warum	SCHÜSSLER-SALZ	was noch hilft
Zahnung	Schmerzen während des Zahndurchbruchs; Unwohlsein, Bauchschmerzen, Zahnungskrämpfe	bei kleinen Kindern und Säuglingen	Nr. 2 CALCIUM PHOSPHORICUM D6 *(mehrmals täglich 1 Tablette auflösen und auf den Schnuller streichen)*	Bach-Blüten: Notfallcreme sanft in die Wangen einreiben
	Schmerzen und leichtes Fieber während der Zahnung	mit Durchfall, Bauchschmerzen, Schreien	Nr. 3 FERRUM PHOSPHORICUM D12 *und* Nr. 2 CALCIUM PHOSPHORICUM D6	Bach-Blüten: Notfallcreme sanft in die Wangen einreiben
	zu langsame Zahnbildung bei Kindern	Zahndurchbruch zieht sich hin	Nr. 1 CALCIUM FLUORATUM D12	Salbe Nr. 1 mehrmals täglich in die Wangen einmassieren
Zungenbrennen	mit und ohne Entzündungszeichen wie Rötung, Schmerz	mit trockener Mundschleimhaut	Nr. 8 NATRIUM CHLORATUM D6	den Mund morgens zehn Minuten mit Sonnenblumenöl spülen (»Ölziehen«)
	verhärtete Zungenoberfläche durch trockene, fest gewordene Zungenknospen (= Papillen)	Hornschuppen auf der Zunge, oft bei chronischer Magenentzündung	Nr. 1 CALCIUM FLUORATUM D12	den Mund morgens zehn Minuten mit Sonnenblumenöl spülen (»Ölziehen«)

Mundbereich und Zähne

was	wie	wie oder warum	SCHÜSSLER-SALZ	was noch hilft
Zungenentzündung	akute Entzündung der Zunge mit Empfindlichkeit und Schmerzen	durch Verletzung beim Kauen, durch Verbrennung	Nr. 3 **FERRUM PHOSPHORICUM D12** *im Wechsel mit* Nr. 4 **KALIUM CHLORATUM D6**	+ Spülungen mit Salbeitee (1 gehäufter TL auf 1 Tasse Wasser)
	Entzündung der Zunge mit erhöhter Empfindlichkeit, Schmerz	mit Bläschenbildung auf der Zunge	Nr. 17 **MANGANUM SULFURICUM D6**	+ den Mund morgens zehn Minuten mit Sonnenblumenöl spülen (»Ölziehen«)
	schmerzhafte Entzündung der Zunge mit Abschilferung von Zungenpapillen (Zungenknospen)	wie eine Landkarte aussehende Zungenstruktur (= Landkartenzunge), auch mit gelblichem Zungenbelag	Nr. 6 **KALIUM SULFURICUM D6** *oder* Nr. 12 **CALCIUM SULFURICUM D6**	+ Teemischung aus Anserinenkraut und Kamillenblüten (1 TL pro Tasse)
	chronische Verdickung der Zunge	hartnäckige Landkartenzunge, erkennbar durch teilweise Abschilferungen	Nr. 11 **SILICEA D12** *oder* Nr. 9 **NATRIUM PHOSPHORICUM D6**	+ den Mund morgens zehn Minuten mit Sonnenblumenöl spülen (»Ölziehen«)
	immer wieder auftretende Zungenentzündung, auch chronisch	mit weißlich-grauem Belag; oft in Verbindung mit Magenbeschwerden	Nr. 4 **KALIUM CHLORATUM D6**	+ Kartoffelsaftkur (Apotheke/Reformhaus)

Hals und Rachenraum

was	wie	wie oder warum	SCHÜSSLER-SALZ	was noch hilft
Hals-, Mandel- und Rachenentzündung	akute Mandel- und Rachenentzündung oder Seitenstrangangina (an Operationsnarben)	mit Rötung, Schwellung und Schmerzen am Kieferwinkel, Schluckbeschwerden	Nr. 3 **FERRUM PHOSPHORICUM D12** *und* Nr. 4 **KALIUM CHLORATUM D6**	+ lauwarme Essigwasser-Umschläge (ein Schuss Essig auf eine Tasse Wasser)
	deutlich ausgebrochene Mandel- und Rachenentzündung mit Schmerzen	mit weißgrauen Belägen an Mandeln und/oder Rachenschleimhaut	Nr. 3 **FERRUM PHOSPHORICUM D12** *und* Nr. 4 **KALIUM CHLORATUM D6**	+ Gurgeln mit Salbeitee (1 gehäufter TL auf 1 Tasse heißes Wasser, 5 Min. ziehen lassen)
	chronische Mandelentzündung mit Anfälligkeit der Mandeln	oft wiederkehrende Entzündungen oder wenn der Heilprozess stagniert	Nr. 11 **SILICEA D6** *für 6 Wochen, dann* Nr. 11 **SILICEA D12** *für 6 Wochen*	+ Bepudern der Mandeln mit Kaffeekohle (Apotheke)
	Mandelentzündung bei anfälligen Kindern	oft blasse, schwächliche Kinder	Nr. 2 **CALCIUM PHOSPHORICUM D6**	+ Bepudern der Mandeln mit Kaffeekohle (Apotheke)
	Reizung der Mandeln und Rachen, mit Kratzen	mit Rötung und leichten Schmerzen	Nr. 3 **FERRUM PHOSPHORICUM D12**	+ Gurgeln mit Salbeitee (1 gehäufter TL auf 1 Tasse heißes Wasser, 5 Min. ziehen lassen)

Hals und Rachenraum

was	wie	wie oder warum	SCHÜSSLER-SALZ	was noch hilft
Kehlkopf- und Stimmbandentzündung	akute Entzündung des Kehlkopfs durch Bakterien oder Viren	Heiserkeit, Schmerz- und Druckgefühl, Stimmversagen	Nr. 14 **KALIUM BROMATUM D6**	Gurgeln mit Salbeitee (2 TL auf 1 Tasse Wasser, 5 Min. ziehen lassen)
	hartnäckige Entzündung, sehr schleppend verlaufende Heilung	mit dicklich gelbem Auswurf oder Schleim, der eitrig aussieht	Nr. 6 **KALIUM SULFURICUM D6**	Gesichtsdampfbäder mit Stein- oder Kristallsalz
	chronische Entzündung; immer wieder auftretend	mit unterschwelliger Heiserkeit, Problemen beim Sprechen	Nr. 1 **CALCIUM FLUORATUM D12** *oder* Nr. 17 **MANGANUM SULFURICUM D6**	Sonnenhutsaft (Apotheke/ Reformhaus); ansteigende Fußbäder
	Stimmbandknötchen bei häufig durchgemachten Entzündungen	chronische Heiserkeit, Versagen der Stimme, oft bei Sängern, Rednern	Nr. 1 **CALCIUM FLUORATUM D12**	Salbe Nr. 1 mehrmals täglich am Hals einmassieren
Kropf	kalter Knoten (Struma) bei unzureichender Jodzufuhr	harter und weicher Kropf mit Druckgefühl am Hals	Nr. 1 **CALCIUM FLUORATUM D12** *im Wechsel mit* Nr. 11 **SILICEA D12**	**Zum Arzt!** Salbe Nr. 1 mehrmals täglich am Hals einmassieren

Hals und Rachenraum

was	wie	wie oder warum	SCHÜSSLER-SALZ	was noch hilft
Luftröhrenentzündung	Schmerzen hinter dem Brustbein	Folge eines Katarrhs oder mechanische, chemische Reizung	Nr. 3 **FERRUM PHOSPHORICUM D12** *und* Nr. 17 **MANGANUM SULFURICUM D6**	**Zum Arzt!** Gesichtsdampfbäder mit Kristallsalz
Morbus Hashimoto	Autoimmunerkrankung: Entzündung der Schilddrüse, meist bei Frauen	mit Schmerz- und Halsdruck, Muskelschwäche, Kribbeln von Händen und Füßen	Nr. 11 **SILICEA D6** *für 4 Wochen, dann 4 Wochen lang* Nr. 11 **SILICEA D12**	**Zum Arzt!** spagyrische Eigenblut- und Eigenurintherapie
Schilddrüsenfunktionsstörung	Über- und Unterfunktion der Schilddrüse	auch Wechsel zwischen Über- und Unterfunktion	Nr. 15 **KALIUM JODATUM D6**	Löwenzahn- und Schafgarbentee zur Entgiftung des Körpers (2 bis 3 Tassen täglich)
	Unterfunktion der Schilddrüse mit eingeschränkter Hormonproduktion	mit Erschöpfung, Kältegefühl, struppigen Haaren, Antriebsschwäche, Anämie, Verstopfung	Nr. 24 **ARSENUM JODATUM D6**	Vitalstoffe wie Zink, Vitamin A, Selen und Eisen (Apotheke)
	Überfunktion der Schilddrüse	nervliche Unruhe, Zittern, Schwitzen, Durchfall, Haarausfall, Gewichtsabnahme	Nr. 24 **ARSENUM JODATUM D12** *oder (bei blassen Menschen)* Nr. 8 **NATRIUM CHLORATUM D6**	Löwenzahn- und Schafgarbentee zur Entgiftung des Körpers (2 bis 3 Tassen täglich)

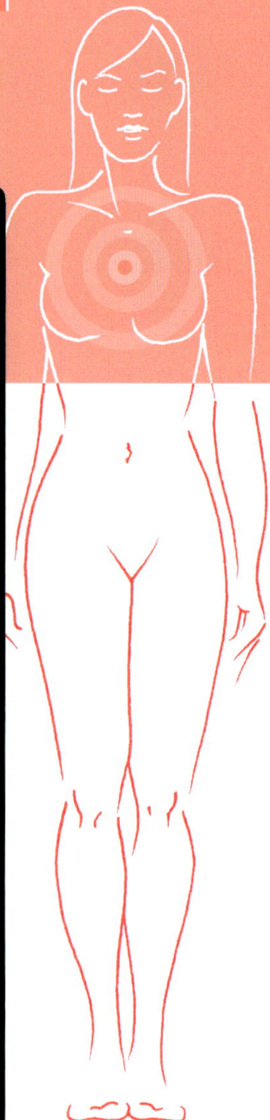

Brustbereich

Alle Beschwerden, die im Brustbereich auftreten, sind in diesem Kapitel zusammengefasst: Erkrankungen der Lungen und Bronchien, der Speise- und Luftröhre, des Herzens und der weiblichen Brust. Außerdem werden hier auch das Herz-Kreislauf-System und die damit zusammenhängenden Venenerkrankungen und Blutdruckstörungen berücksichtigt.

Weibliche Brust

Beschwerden der weiblichen Brust wie **Entzündungen** oder die **Erschlaffung von Gewebe** reagieren gut auf Schüßler-Salze. Das gilt auch für **schmerzende Brüste,** wenn die Ursache hormonell bedingt ist. Auch die Anwendung von Salben ist hier sinnvoll. Treten in der Stillzeit **Probleme mit dem Milchfluss** auf, helfen Ihnen Schüßler-Salze bei der Regulierung der Milchmenge. Und das Gute dabei: Schüßler-Salze können Sie in den angegebenen Mengen in der Stillzeit ohne Bedenken einnehmen. Die in der rechten Spalte angegebenen unterstützenden Maßnahmen helfen Ihnen zusätzlich bei Beschwerden im Brustbereich. Beachten Sie aber, dass Sie bei unklaren Beschwerden unbedingt einen Frauenarzt aufsuchen sollten. Hier gilt wie bei allen anderen Beschwerden auch: Gehen Sie lieber einmal zu viel zum Arzt oder Heilpraktiker als einmal zu wenig.

Lunge und Bronchien

Eine Erkältung mit **Husten** kennt wohl jeder aus eigener Erfahrung. Meistens geht die Erkältung mithilfe von Hausmitteln auch ohne medizinische Behandlung nach einiger Zeit vorüber. Wenn die Abwehr im Rachenbereich allerdings nicht stark genug ist oder wenn die Schleimhäute durch häufige Erkrankungen geschwächt sind, befallen die Erreger oft den unteren Atemtrakt, es kann sich eine **Bronchitis** entwickeln. Kommt es zu heftigen Hustenattacken mit Schmerzen beim Atmen und zu Fieber, verbunden mit einer Einschränkung des Allgemeinbefindens, deutet dies auf eine Lungenentzündung hin. Sind die Beschwerden sehr heftig, suchen Sie bitte einen Arzt auf! Auch bei **Asthma,** das sowohl durch eine Allergie wie auch durch psychische Faktoren ausgelöst werden kann, sollten Sie auf eine Selbstbehandlung lieber verzichten und medizinische Hilfe in Anspruch nehmen.

Herz-Kreislauf und Gefäße

Herzbeklemmung, Herzklopfen oder **Herzrasen** sind Beschwerden, die einem oft Angst machen. Deshalb ist es wichtig, eine medizinische Untersuchung zu veranlassen, besonders dann, wenn die Beschwerden zum ersten Mal auftreten. Obwohl derartige Probleme vor allem bei jungen Leuten meist funktioneller Art sind (das Organ an sich ist nicht gestört), sollten sie nicht auf die leichte Schulter genommen werden. Sind die Ursachen der Störung gefunden, empfehle ich Ihnen unterstützend zu den Herzmedikamenten – bei funktionellen Beschwerden nach diagnostischer Abklärung auch alleine – die Schüßler-Salze zur Stärkung des Herz-Kreislauf-Bereichs. Sie tragen dazu bei, den Blutdruck zu normalisieren. Zusätzlich sollten Sie sowohl bei **zu niedrigem** als auch bei **zu hohem Blutdruck** regelmäßig die in der Temperatur ansteigenden Fußbäder (Seite 138) machen.

Bei Gefäßerkrankungen sind Schüßler-Salze ebenfalls äußerst wirksam: Die Salze festigen erschlafftes und erweitertes Gewebe, was die Ursache für **Krampfadern** und **Besenreiser** ist. Besonders nach einer oder mehreren Schwangerschaften sind Frauen hiervon betroffen. Es handelt sich in den meisten Fällen aber nur um ein optisches Problem. Auch bei **Durchblutungsstörungen,** Unterschenkelödemen und **Arteriosklerose,** der Verengung und Verhärtung der Schlagadern, sind Schüßler-Salze unterstützend zu anderen medizinischen Maßnahmen geeignet, Ihnen Linderung zu bringen.

In diesem Kapitel

Weibliche Brust

was	wie	wie oder warum	SCHÜSSLER-SALZ	was noch hilft
Brustdrüsenentzündung	Entzündung der Brustdrüsen nach der Entbindung oder bei Milchstau	in der Stillzeit, oft bei unzureichender Stillhygiene; die Brust ist druckempfindlich	Nr. 9 **NATRIUM PHOSPHORICUM D6** *und* Nr. 3 **FERRUM PHOSPHORICUM D12**	**Zum Arzt oder zur Hebamme!** Quarkumschläge
	beginnende Brustdrüsenentzündung in der Stillzeit	mit drohender Schwellung und Eiterbildung der Brustdrüsen	Nr. 3 **FERRUM PHOSPHORICUM D12** *und* Nr. 4 **KALIUM CHLORATUM D6**	**Zum Arzt oder zur Hebamme!** Quarkumschläge
	chronisch gewordene Entzündung der Brustdrüsen in der Stillzeit	hartnäckige, auch sehr heftige Entzündung mit beginnender Eiterbildung	Nr. 11 **SILICEA D12**	**Zum Arzt oder zur Hebamme!** Quarkumschläge
	häufig wiederkehrende Brustdrüsenentzündungen	mit übel riechender Sekretabsonderung an den Brustwarzen	Nr. 5 **KALIUM PHOSPHORICUM D6**	**Zum Arzt!** Quarkauflagen/-umschläge
	schmerzhafte Brustdrüse nach einer Entzündung	Störung der Gewebeelastizität, die Gewebestruktur der Brustdrüse wird hart	Nr. 1 **CALCIUM FLUORATUM D12**	Salbe Nr. 1 mehrmals täglich einmassieren; Auflagen mit Kamillentee

Weibliche Brust

was	wie	wie oder warum	SCHÜSSLER-SALZ	was noch hilft
Brusterschlaffung	schlaffe, weiche, herabhängende Brüste	durch Bindegewebsschwäche, wenn kein BH getragen wird; durch Bewegungsmangel	Nr. 1 CALCIUM FLUORATUM D12 *und* Nr. 11 SILICEA D12 *und* SALBEN Nr. 1 *und* Nr. 11	Brustmassage mit Massagehandschuh; Tragen eines BHs; Schröpfen/Schröpfkopfmassage
Brustschmerzen	Schmerz-, Druck- und Spannungsgefühl in der Brust	zusätzlich mit übermäßigem Schwitzen, auch Nachtschweiß	Nr. 22 CALCIUM CARBONICUM D6	Einreibung mit Johanniskrautöl und feuchtwarme Auflagen
	Brustschmerzen mit einschießenden, stechenden Schmerzen	allgemein angespannt, Muskelverspannung, Unruhe	Nr. 7 MAGNESIUM PHOSPHORICUM D6 *als »Heiße Sieben«*	Salbe Nr. 7 mehrmals täglich sanft einmassieren
	hartes, festes Brustgewebe, Spannungs- und Druckschmerz	geschwollene Brust; erhärtete Stellen in der Brust	Nr. 11 SILICEA D12 *und* Nr. 1 CALCIUM FLUORATUM D12	Salbe Nr. 11 mehrmals täglich auftragen
	Schmerzen in der Brust bei Berührung während der Schwangerschaft	Brennen in der Brust, auch Schmerz, der bis ins Schlüsselbein ausstrahlt	Nr. 2 CALCIUM PHOSPHORICUM D6	**Zum Arzt!** Einreibung mit Johanniskrautöl und feuchtwarme Auflagen

Weibliche Brust

was	wie	wie oder warum	SCHÜSSLER-SALZ	was noch hilft
Bruststechen	unspezifische, immer wieder auftretende Schmerzen in der Brust	mit einem Gefühl wie Stiche von Nadeln in der Brust	Nr. 5 **KALIUM PHOSPHORICUM D6**	Salbe Nr. 5; alternativ auch Salbe Nr. 2
Brust unterentwickelt	Brüste bleiben klein, schmächtig, wirken wie unterentwickelt	konstitutionell bedingt; bei allgemein schlechter Körperentwicklung, Mangel an Fettgewebe	Nr. 22 **CALCIUM CARBONICUM D6**	Brustmassage; Hochfrequenztherapie; Schröpfen; kalte Kneippgüsse mit Wasserschlauch (auch Dusche) im Uhrzeigersinn über die Brüste
Stillprobleme	Stagnation und generell zu geringe Milchbildung in der Stillphase	Frau sieht oft blässlich, auch kreidebleich aus; sie fühlt sich schwach	Nr. 2 **CALCIUM PHOSPHORICUM D6**	Milchbildungstee, viel trinken, den Säugling oft anlegen und die Brust leer trinken lassen
	übermäßige, vermehrte, zu starke Bildung von Milch in der Stillzeit	auch bei Problemen mit dem Abstillen, wenn der Milchfluss nicht weniger wird	Nr. 10 **NATRIUM SULFURICUM D6**	Salbe Nr. 10 mehrmals täglich in die Brüste einmassieren
	Milchstauung, die Milch fließt spärlich, dann wieder gar nicht	Anschwellen der Brüste; die Milch sieht oft bläulich-weißlich aus	Nr. 8 **NATRIUM CHLORATUM D6**	sanfte, kreisförmige Brustmassage mit Salbe Nr. 8

Lungen und Bronchien

was	wie	wie oder warum	SCHÜSSLER-SALZ	was noch hilft
Bronchitis, akute	Husten mit Schmerzen in der Lunge, erhöhte Temperatur	mit weißlichem, bräunlichem oder gelblichem Auswurf	Nr. 15 **KALIUM JODATUM D6** *oder* Nr. 17 **MANGANUM SULFURICUM D6** *oder* Nr. 20 **KALIUM ALUMINIUM SULFURICUM D6**	+ Huflattich- und Thymiansaft (Apotheke/ Reformhaus)
Bronchitis, chronische	hartnäckige Bronchitis mit Husten, Schmerzen im Brustkorb	mit wechselnden Auswurfqualitäten wie gelb, bräunlich, weiß	Nr. 15 **KALIUM JODATUM D6** *oder* Nr. 24 **ARSENUM JODATUM D6**	+ Spitzwegerichsaft (Apotheke/Reformhaus); spagyrische Eigenbluttherapie; Hochfrequenztherapie
Husten, feucht	Raucherhusten; chronischer und hartnäckiger Husten	mit gelblichem und dicklichem Auswurf	Nr. 6 **KALIUM SULFURICUM D6**	+ Thymiansaft (Apotheke/Reformhaus); Gesichtsdampfbäder
	mit übermäßiger Schleimbildung; der Schleim sieht klar, durchsichtig aus	mit feuchter Aussprache, auch Trockenheit im Rachen	Nr. 8 **NATRIUM CHLORATUM D6** *oder* Nr. 14 **KALIUM BROMATUM D6**	+ Gesichtsdampfbäder mit Kristall- oder Steinsalz
	Husten mit bräunlich-rötlichem Auswurf	erschwertes Atmen, Atemnot; mit allgemeiner Schwäche	Nr. 14 **KALIUM BROMATUM D6** *oder* Nr. 21 **ZINCUM CHLORATUM D6**	+ Thymiansaft (Apotheke/Reformhaus); Gesichtsdampfbäder

Lungen und Bronchien

Brustbereich

was	wie	wie oder warum	SCHÜSSLER-SALZ	was noch hilft
Husten, trocken und Asthma	bellender, heftiger, trockener Husten, Reiz- und Kitzelhusten	anfallartig, Krampfhusten; innerliche Unruhe	Nr. 7 **MAGNESIUM PHOSPHORICUM D6** *als »Heiße Sieben«*	Gesichtsdampfbad mit Kristall- oder Steinsalz; Bronchialtee; Huflattichsaft (Apotheke/Reformhaus)
	mit trockener Rachen- und Mundschleimhaut	Brennen und Kratzen im Rachen; mit Schwäche und Kräfteverfall	Nr. 8 **NATRIUM CHLORATUM D6** *und* Nr. 5 **KALIUM PHOSPHORICUM D6**	Gesichtsdampfbad mit Kristall- oder Steinsalz; Kristallsalzvernebler im Raum aufstellen
	mit Atemnot, Pfeifen, Giemen, Verkrampfung der Bronchialmuskeln	durch Staub, Allergene; nervös bedingt; bei psychischer Erregung	Nr. 7 **MAGNESIUM PHOSPHORICUM D6** *und* Nr. 5 **KALIUM PHOSPHORICUM D6** *oder anstelle von Nr. 5 die* Nr. 14 **KALIUM BROMATUM D6**	Sole-Inhalationen; Atemübungen; Kur mit Zwiebelsaft und Spitzwegerichsaft (Apotheke)
	mit Erkältung, erhöhter Temperatur, Gliederschmerzen, Kopfschmerzen	schmerzhafter Husten, auch Krampfhusten, kurze Hustenattacken	Nr. 3 **FERRUM PHOSPHORICUM D12** *und* Nr. 4 **KALIUM CHLORATUM D6**	Huflattichsaft; Kur mit Sonnenhutsaft (Apotheke/Reformhaus)
	anfallartig auftretender, einengender und trockener Husten	vorwiegend bei feuchter, nasser Witterung	Nr. 10 **NATRIUM SULFURICUM D6**	Sauna oder Infrarotkabine; Huflattichsaft (Apotheke/Reformhaus)

Herz-Kreislauf und Gefäße

was	wie	wie oder warum	SCHÜSSLER-SALZ	was noch hilft
Durchblutungsstörungen	mit unangenehm kalten Händen und Füßen, Frieren	durch niedrigen Blutdruck bedingt	Nr. 3 **FERRUM PHOSPHORICUM D12** *und* Nr. 4 **KALIUM CHLORATUM D6**	Salben Nr. 3 und Nr. 4 in Arme und Füße einmassieren; ansteigende Fußbäder
Herzarrhythmie, Herzrhythmusstörungen	unregelmäßige Schlagfolge des Herzens, plötzlich auftretend oder nach Belastung	auch mit Herzklopfen, innerer Unruhe	Nr. 17 **MANGANUM SULFURICUM D6** *oder* Nr. 5 **KALIUM PHOSPHORICUM D6**	**Zum Arzt!** ansteigende Fußbäder; Weißdornsaft (Apotheke/Reformhaus)
Herzbeklemmung	Schmerzen und Verkrampfung im Brustbereich	allgemeine Anspannung bei Stress, Ärger, Aufregung	Nr. 7 **MAGNESIUM PHOSPHORICUM D6**	**Zum Arzt!** heiße Unterarmbäder (so heiß wie verträglich)
	Verkrampfung, Anspannung und Schmerzen im Brustbereich	mit allgemeinem Schwäche- und Erschöpfungsgefühl	Nr. 5 **KALIUM PHOSPHORICUM D6**	**Zum Arzt!** heiße Unterarmbäder (so heiß wie verträglich)
	häufige, immer wieder auftretende Herzbeklemmung	bei genereller Anspannung, Unruhe, Verkrampfung, mit Atembeschwerden	Nr. 19 **CUPRUM ARSENICOSUM D6**	**Zum Arzt!** ansteigende Fußbäder; Weißdornsaft; Aderlass

Herz-Kreislauf und Gefäße

was	wie	wie oder warum	SCHÜSSLER-SALZ	was noch hilft
Herzklopfen, Herzrasen	durch Nervosität, Angst, Aufregung, seelische oder körperliche Belastung	allgemeine Anspannung, innerliche Verkrampfung, Unruhe	Nr. 7 **MAGNESIUM PHOSPHORICUM D6** *als »Heiße Sieben« oder* Nr. 5 **KALIUM PHOSPHORICUM D6**	+ Weißdornblüten- und -blättertee (2 TL auf 1 Tasse heißes Wasser, 10 Min. ziehen lassen, 2 Tassen täglich)
	Herzklopfen, das unvermittelt auftritt, ohne erkennbare Ursache	bei genereller Ängstlichkeit und Empfindlichkeit	Nr. 6 **KALIUM SULFURICUM D6**	+ Weißdornblüten- und -blättertee (2 TL auf 1 Tasse heißes Wasser, 10 Min. ziehen lassen, 2 Tassen täglich)
Hoher Blutdruck, Arteriosklerose, hoher Cholesterinspiegel	oberer Wert liegt dauernd über 140 mmHg, der untere über 90 mmHg	Erhöhung ohne erkennbaren Grund; durch Stress, Anspannung	Nr. 15 **KALIUM JODATUM D6** *und* Nr. 7 **MAGNESIUM PHOSPHORICUM D6**	+ ansteigende Fußbäder; Aderlass
	dauernde Erhöhung des Blutdrucks bei Erwachsenen über 140/90 mmHg	durch Arteriosklerose, Gefäßverengung mit verhärteten Gefäßen, hohen Cholesterinwert	Nr. 1 **CALCIUM FLUORATUM D12** *und* Nr. 15 **KALIUM JODATUM D6** *und* Nr. 10 **NATRIUM SULFURICUM D6**	+ ansteigende Fußbäder; Aderlass; Ehrenpreistee; Artischockensaft
Niedriger Blutdruck, Schwindel	oberer Wert liegt ständig unter 105 mmHg, der untere unter 60 mmHg	mit Übelkeit, Schwindel beim Aufstehen und Bücken sowie Schwäche	Nr. 3 **FERRUM PHOSPHORICUM D3/D6** *oder* Nr. 21 **ZINCUM CHLORATUM D6**	+ ansteigende Fußbäder; Kur mit Weißdornsaft

Herz-Kreislauf und Gefäße

was	wie	wie oder warum	SCHÜSSLER-SALZ	was noch hilft
Venenprobleme	kleine bis größere erweiterte Besenreiser-Venen, rot bis bläulich, netzartig aussehend; oft am Oberschenkel	oft nach Schwangerschaften auftretend; ohne Symptome, daher eher ein optisches Problem	Nr. 1 **CALCIUM FLUORATUM D12** *und* Nr. 3 **FERRUM PHOSPHORICUM D12**	Salbe Nr. 1, gemischt mit je 2 Tropfen Zypressen-, Grapefruit-, Wacholder- und Lavendelöl
	Krampfadern (geschwollene und erweiterte Venen) an den Ober- und Unterschenkeln	mit Schwere- und Müdigkeitsgefühl in den Beinen, Kribbeln; vor allem nach langem Stehen	Nr. 1 **CALCIUM FLUORATUM D12** *und* Nr. 11 **SILICEA D12**	ansteigende Fußbäder; Salben Nr. 1 und Nr. 11 im Wechsel täglich leicht einreiben
	ältere, schon seit langem bestehende und heftige Krampfadern	Venen sind verhärtet, knotig, geschlängelt	Nr. 1 **CALCIUM FLUORATUM D12**	Salbe Nr. 1 dünn auftragen, nur leicht einmassieren
	chronische oberflächliche Venenentzündung mit gerötetem, schmerzhaftem Venenstrang	nach Stoß, Verletzung oder Injektion (Spritze) auftretend	Nr. 3 **FERRUM PHOSPHORICUM D12** *und* Nr. 4 **KALIUM CHLORATUM D6** *und* Nr. 10 **NATRIUM SULFURICUM D6**	**Zum Arzt!** kühlende Quarkumschläge über Nacht; Ananasenzyme (Apotheke)
	erweiterte Venen mit Ödemen und geschwollenen Unterschenkeln im Sommer	durch allgemeine Bindegewebs- und Venenschwäche	Nr. 10 **NATRIUM SULFURICUM D6**	vierwöchige Kur mit 3 Tassen Zinnkrauttee täglich; ansteigende Fußbäder; Fußwippe (Sanitätshaus, Apotheke)

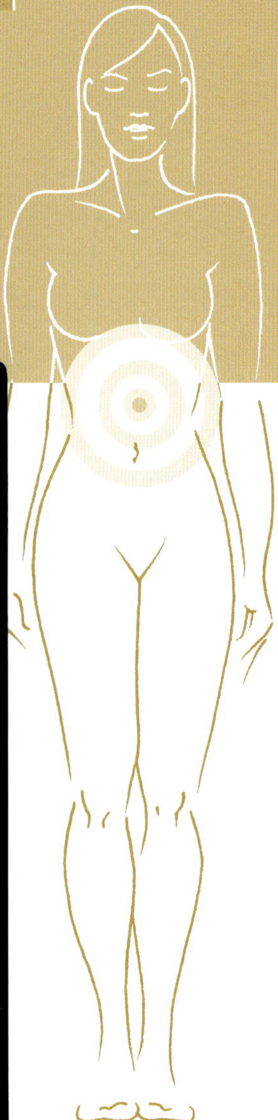

Bauchraum

Schmerzen im Bauchbereich, oft mit Durchfall, Blähungen, Übelkeit oder Erbrechen verbunden, sind sehr unangenehm und lästig – davon möchten wir schnell befreit werden. Häufig liegen diesen Beschwerden bakterielle oder virale Entzündungen zugrunde. Auch Ärger, Stress und sehr üppiges Essen führen zu Beschwerden im Bauchbereich.

Speiseröhre, Magen und Darm

Zu den oberen Verdauungsorganen gehören Mundhöhle und Speiseröhre. Zu den mittleren und unteren Verdauungsorganen werden Magen, Dünn- und Dickdarm gezählt.
Das **Sodbrennen,** das sich durch Reizungen und Brennen der Speiseröhre bemerkbar macht, ist die wohl häufigste Beschwerde im Bereich der oberen Verdauungsorgane. Tritt es immer wieder auf, kann sich die Schleimhaut der Speiseröhre entzünden.
Magen und Darm spüren wir meist dann, wenn die Verdauung gestört ist. **Blähungen, Winde, Durchfall** oder **Verstopfung** sind die Symptome, die wohl jeder schon einmal kennen gelernt hat. Beachten Sie: Diese Symptome können auch auf eine Erkrankung der Gallenblase hindeuten. Seelischer Kummer oder Schockerlebnisse lösen ebenfalls häufig Beschwerden im Bauchbereich aus. Der Volksmund drückt dies mit den Worten »Mir ist etwas auf den Magen geschlagen« sehr treffend aus. Aufgrund organischer oder psychischer Auslöser kann es zu einer **Magenschleimhautentzündung,** zu Krämpfen und **Koliken** kommen.
Neben einem empfindlichen Magen ist die Reizdarm-Krankheit mit **Dünn-** und/oder **Dickdarmentzündung** das wohl deutlichste Beispiel dafür, wie empfindlich der Verdauungstrakt auf seelischen Kummer sowie auf Ärger und Stress reagiert. Denken Sie bitte daran, bei heftigen oder anhaltenden Beschwerden medizinischen Rat einzuholen!
Auf Schwächen des Bindegewebes zurückzuführende Störungen im Bauchbereich sind der **Leisten-** und **Nabelbruch** sowie **Hämorrhoiden.**

Galle, Leber und Stoffwechsel

Entzündungen der Gallenblase, meist durch Gallensteine oder Gries verursacht, sind schmerzhaft und gehören in medizinische Behandlung. Wird zu

wenig Gallensaft gebildet oder stagniert aufgrund von Gallensteinen der Sekretfluss, wird die Fettverdauung gehemmt. Hellfarbener Stuhlgang, Blähungen, Winde und Druckgefühl im Bauch sind die Folge. Leider ist die operative Entfernung der Gallenblase hier häufig die schulmedizinisch-therapeutische Konsequenz. Leiden Sie im Anschluss daran an Verdauungsbeschwerden, bringen Ihnen die Schüßler-Salze Linderung.
Die Leber ist das Entgiftungsorgan des Körpers. Bei einer **Leberfunktionsschwäche** ist die Entgiftung im Körper gestört. Müdigkeit und Erschöpfung sind die Folgen. Schüßler-Salze tragen zu einer Verbesserung Ihres Allgemeinbefindens bei, indem sie die Leber bei ihrer Ausscheidungstätigkeit unterstützen.

Bauchspeicheldrüse

Die Bauchspeicheldrüse hat eine sehr wichtige Aufgabe: die Produktion von Insulin. Insulin ist für den Zuckerstoffwechsel immens wichtig. Ist die Insulinproduktion gestört, führt dies zur bekannten Zuckerkrankheit **(Diabetes)** mit ihren verschiedenen Begleitbeschwerden. Diabetes kann zwar mit Schüßler-Salzen nicht geheilt werden – krankheitsbedingte Symptome wie Neuralgien (mit Schmerzen an Füßen und Unterschenkeln) oder Müdigkeit lassen sich aber damit mildern.
Bei einer **Funktionsschwäche der Bauchspeicheldrüse** kann es zu Verdauungsstörungen kommen. In diesem Fall bildet die Bauchspeicheldrüse zu wenig Verdauungsfermente. Mit Schüßler-Salzen können Sie die Bildung von Bauchspeichel anregen.

In diesem Kapitel

Speiseröhre, Magen und Darm

was	wie	wie oder warum	SCHÜSSLER-SALZ	was noch hilft
Blähungen, Winde	Blähungen mit Völlegefühl, Druckgefühl im Bauch, Atemnot	nach üppigen Mahlzeiten, bei träger Verdauung, ab und an mit Verstopfung	Nr. 9 **NATRIUM PHOSPHORICUM D6** *als »Heiße Sieben« oder* Nr. 11 **SILICEA D6** *oder* Nr. 17 **MANGANUM SULFURICUM D6**	+ Natronpulver (1 TL in 1 Glas mit warmem Wasser auflösen, langsam trinken); Artischockensaft; Wermutsaft
	Blähungen mit Bauchschmerzen, Druckgefühl und Aufstoßen	vorwiegend bei Säuglingen und Kleinkindern	Nr. 7 **MAGNESIUM PHOSPHORICUM D6**	+ Salbe Nr. 7 sanft einmassieren, darauf warme Kompressen
	übermäßige Winde, sehr übel riechend, sogar stinkend	bedingt durch Fäulnis- und Zersetzungsprozesse im Darm, durch Darmpilze	Nr. 5 **KALIUM PHOSPHORICUM D6** *und* Nr. 10 **NATRIUM SULFURICUM D6**	+ Stuhluntersuchung auf Pilze und pathogene Keime
	Blähungen und Winde zusammen mit Verstopfung und sehr schlechtem Stuhlgang	aufgrund von Darmträgheit, jahrelangem Gebrauch von Abführmitteln, wenig Bewegung	Nr. 10 **NATRIUM SULFURICUM D6**	+ Hochfrequenztherapie und Schröpfkopfmassage des Bauchraums
Brennen der Speiseröhre (Sodbrennen)	Brennen und Schmerzen mit Entzündung der Speiseröhre	durch Reizstoffe wie scharfe Gewürze, Kaffee, Fruchtsäuren	Nr. 3 **FERRUM PHOSPHORICUM D12** *und* Nr. 9 **NATRIUM PHOSPHORICUM D6** *(auch* Nr. 4 **KALIUM CHLORATUM D6** *anstelle von Nr. 9)*	+ Kartoffelsaftkur (Apotheke/Reformhaus)

Speiseröhre, Magen und Darm

was	wie	wie oder warum	SCHÜSSLER-SALZ	was noch hilft
Dünn- und Dickdarmentzündung	Entzündung der Darmschleimhaut mit blutigem und blutig-schleimigem Durchfall	mit trockener, weißlich oder weißgrau belegter Zunge	Nr. 4 **KALIUM CHLORATUM D6**	**Zum Arzt!** Tee aus der Tormentillwurzel (Apotheke)
	chronisch entzündlicher Reizdarm, empfindliche Darmschleimhaut	mit Schmerzen, Bauchkrämpfen, auch mit Durchfall	Nr. 24 **ARSENUM JODATUM D6** *und* Nr. 4 **KALIUM CHLORATUM D6**	Stärkung der Darmflora mit lebenden Keimen (Lakto- und Kolibakterien aus der Apotheke); Tee aus der Tormentillwurzel (Apotheke)
	gereizte, entzündete Darmschleimhaut nach verdorbenen Speisen	mit Durchfall von unverdauten Nahrungsresten, auch Blähungen	Nr. 3 **FERRUM PHOSPHORICUM D12**	Kamillentee; Heilerde (Apotheke/Reformhaus)
Durchfall	mit gleichzeitig gelblich-braun belegter Zunge; auch gelblich aussehende Haut um Mund und Nase	gelbliche oder gelbschleimige, auch chronische Durchfälle	Nr. 6 **KALIUM SULFURICUM D6**	Hefetabletten; bei starkem Durchfall Elektrolytersatzgetränk (Apotheke)
	wässriger, blitzartig kommender, heftiger Durchfall	mit schneidenden Bauchschmerzen; schmerzhaften Magen- und Darmkrämpfen	Nr. 7 **MAGNESIUM PHOSPHORICUM D6** *als »Heiße Sieben« oder* Nr. 19 **CUPRUM ARSENICOSUM D12**	Bach-Blüte Nr. 15 Holly (2 Tropfen auf 1 Glas Wasser, tagsüber trinken)

Speiseröhre, Magen und Darm

was	wie	wie oder warum	SCHÜSSLER-SALZ	was noch hilft
Durchfall	schleimiger, auch hell-schleimiger Durchfall	auch wässriger, schleimig aussehender Durchfall	Nr. 8 NATRIUM CHLORATUM D6	Hefetabletten; bei heftigem Durchfall Elektrolytlösung (Apotheke)
	stinkender Durchfall, wie nach Aas riechend	übel riechende, nach Fäulnis und Zersetzung stinkende Winde, Blähungen	Nr. 5 KALIUM PHOSPHORICUM D6	Hefetabletten; bei heftigem Durchfall Elektrolytlösung (Apotheke)
	Schmerzen durch sich stauende Winde; morgendliche Durchfälle nach dem Frühstück	wässrig-gelblich aussehende Entleerungen; Leberschmerz; Blähungen	Nr. 10 NATRIUM SULFURICUM D6	Salbe Nr. 10 auf den Bauch auftragen, darüber feuchtwarme Kompressen
	bei Nahrungsmittelunverträglichkeit (z. B. Milchprodukte, Fette); auch mit Sodbrennen	Blähungen ohne Schmerzen; wie gehackt aussehende Durchfälle	Nr. 9 NATRIUM PHOSPHORICUM D6 *oder* Nr. 11 SILICEA D12	Stärkung der Darmflora mit E.-coli- und Acidophiluskeimen (Apotheke)
	Durchfall wechselnd mit Verstopfung	gelblich bis gelblichgrünlich aussehende Durchfälle	Nr. 9 NATRIUM PHOSPHORICUM D6	Stärkung der Darmflora mit E.-coli- und Acidophiluskeimen (Apotheke)

Speiseröhre, Magen und Darm

was	wie	wie oder warum	SCHÜSSLER-SALZ	was noch hilft
Erbrechen	Erbrechen von gelblicher, sauer riechender Gallenflüssigkeit	durch verdorbene Speisen, nach üppigen Mahlzeiten	Nr. 10 **NATRIUM SULFURICUM D6**	feuchtheiße Wickel, auch mehrmals hintereinander
	Erbrechen von Speiseresten, auch mit saurer Flüssigkeit	mit Magenschmerzen, Druckgefühl im Bauch, Übelkeit, leichtem Fieber	Nr. 3 **FERRUM PHOSPHORICUM D12**	feuchtheiße Wickel, auch mehrmals hintereinander
	Erbrechen von sauer riechender Flüssigkeit	Erbrochenes sieht aus wie eine bröckelig-käsige Masse	Nr. 9 **NATRIUM PHOSPHORICUM D6**	Salbe Nr. 9 auf den Bauch auftragen, darüber ein feuchtwarmes Tuch
	Unwohlsein und Übelkeit mit Erbrechen	Reiseübelkeit während einer Schiffs-, Bahn- oder Busreise	Nr. 9 **NATRIUM PHOSPHORICUM D6**	Bach-Blüten: Notfalltropfen (ein bis zwei Tropfen auf die Zunge geben)
	Erbrochenes sieht wässrig oder klarwässrig aus	lange Fäden ziehender, durchsichtiger Schleim	Nr. 8 **NATRIUM CHLORATUM D6**	Salbe Nr. 8 auftragen, anschließend Wärmflasche auf den Bauch

Speiseröhre, Magen und Darm

was	wie	wie oder warum	SCHÜSSLER-SALZ	was noch hilft
Erbrechen	Erbrechen bei Kindern mit Bauchkrämpfen sowie Schwangerschaftsübelkeit mit Erbrechen	im Säuglings- und Kleinkindalter während der Zahnung; bei Frauen während der Schwangerschaft	Nr. 2 CALCIUM PHOSPHORICUM D6	bei Säuglingen: Salbe Nr. 2 mehrmals täglich auf die Wangen auftragen; für Schwangere: spezielle Vitalstoffmischungen (Apotheke)
	Erbrechen mit Auswürgen von weißem Schleim	weiß belegte, trocken aussehende Zunge	Nr. 4 KALIUM CHLORATUM D6	warme Salbenumschläge mit Salbe Nr. 4
	Erbrechen nach Aufregung, Anstrengung, Schock und nervöses Erbrechen, z. B. aufgrund von Ärger	mit nachfolgender großer Schwäche, Erschöpfung oder mit Unruhe, nervlicher Anspannung	*mit Schwäche:* Nr. 5 KALIUM PHOSPHORICUM D6; *mit Unruhe:* Nr. 7 MAGNESIUM PHOSPHORICUM D6	bei Schock: Bach-Blüte Nr. 29 Star of Bethlehem; bei Anspannung, Unruhe: Bach-Blüte Nr. 18 Impatiens (2 Tropfen auf 1 Glas Wasser, tagsüber trinken)
Hämorrhoiden	mit Jucken und Brennen, Druckgefühl am After, Schmerzen beim Stuhlgang	durch Bindegewebsschwäche, dies führt zu erweiterten Mastdarm-Venen	Nr. 1 CALCIUM FLUORATUM D12 *oder* Nr. 11 SILICEA D12 *und* Nr. 21 ZINCUM CHLORATUM D6 *zusammen*	Eichenrinde-Sitzbäder (Apotheke); Feuchtreinigung nach jedem Stuhlgang und Salbe Nr. 1 am After auftragen
	Hämorrhoidalknötchen mit Jucken, Druck- und Schmerzgefühl	erbsengroße, schmerzhafte, harte Knötchen am After	Nr. 1 CALCIUM FLUORATUM D12	Salbe Nr. 1 nach jedem Stuhlgang auftragen, vorher feucht reinigen

Speiseröhre, Magen und Darm

was	wie	wie oder warum	SCHÜSSLER-SALZ	was noch hilft
Koliken	schmerzhafte Koliken von Hohlraumorganen im Leib und Unterleib; auch Blähungs- und Windkolik mit Bauchschmerzen	davon betroffen sind Gallengänge, Harnblase, Gebärmutter oder Magen-Darm; auch mit gleichzeitiger Verstopfung, Winde gehen nicht ab	Nr. 7 MAGNESIUM PHOSPHORICUM D6 *(bei Gallebeschwerden mit* Nr. 10 NATRIUM SULFURICUM D6)	+ Salbe Nr. 7 leicht in die Bauchhaut einmassieren, feuchtheiße Wickel auf der schmerzenden Stelle
	Koliken der inneren Organe wie Gebärmutter, Gallengänge, Magen, Darm, Harnblase	bei empfindlichen, reizbaren, weinerlichen Personen; mit großer Schwäche	Nr. 5 KALIUM PHOSPHORICUM D6	+ feuchtheiße Wickel auf der schmerzenden Stelle
	Bauchkoliken bei Kindern, die plötzlich und ohne ersichtlichen Grund auftreten	oft blasse, schwächliche, auch kreidebleiche Kinder	Nr. 2 CALCIUM PHOSPHORICUM D6	+ Bach-Blüten: Notfallcreme (sanft in die schmerzenden Stellen einmassieren)
	Bauchkolik des Dünn- und Dickdarms, krampfartige Schmerzen	mit Reißen, Brennen im Bauch, Stuhldrang, erschwerter Darmentleerung	Nr. 13 KALIUM ARSENICOSUM D6	+ Salbe Nr. 7 sanft einmassieren, darauf feuchtheiße Kompressen
Leistenbruch, Nabelbruch	münzgroße Aufquellung der Haut durch Bruchgeschwulst	durch Gewebeschwäche (der Muskeln und Bänder)	Nr. 1 CALCIUM FLUORATUM D6/D12 *und* Nr. 11 SILICEA D6/D12 *oder (anstelle von Nr. 11)* Nr. 17 MANGANUM SULFURICUM D6	+ **Zum Arzt!** Salbe Nr. 1 mehrmals täglich auftragen

Speiseröhre, Magen und Darm

was	wie	wie oder warum	SCHÜSSLER-SALZ	was noch hilft
Magenschleimhautentzündung	Schmerzen und Druckgefühl in der Magengegend	mit weißlich belegter Zunge; wenn chronisch: helle Augenumrandung	Nr. 4 **KALIUM CHLORATUM D6**	+ warme Kompressen; Schonkost; Kartoffelsaftkur
	Übelkeit, Erbrechen und Schmerzen in der Magengegend	mit gelblich belegter Zunge; auch mit Sodbrennen	Nr. 9 **NATRIUM PHOSPHORICUM D6**	+ Kamillentee (einen Teebeutel pro Tasse); Heilerde (Apotheke/Reformhaus)
	Magenschmerz, der stechend und bohrend ist; auch Magenkrampf und Druckgefühl in der Magengegend	bei oder nach Aufregung oder Schock, mit Angst und Unruhe	Nr. 7 **MAGNESIUM PHOSPHORICUM D6** *als »Heiße Sieben«*	+ Rotlichtbestrahlung; Bach-Blüten: Rescue-Tropfen; Salbe Nr. 7 und feuchtheißer Wickel; Melissensaft, Schafgarbensaft
	dumpfes Schmerz- oder Schwächegefühl im Magen	mit körperlicher Schwäche, Erschöpfung, wie nach großer körperlicher Verausgabung	Nr. 5 **KALIUM PHOSPHORICUM D6**	+ entspannende Meditation; Ruhe, warmes Bad
	chronische Magenschmerzen, saisonal immer wieder auftretend	aufgrund von Magensäuremangel und Verdauungsstörungen	Nr. 8 **NATRIUM CHLORATUM D6**	+ Schonkost; Kartoffelsaftkur zur Stärkung des Magens; Heilerde (Apotheke/Reformhaus)

Speiseröhre, Magen und Darm

was	wie	wie oder warum	SCHÜSSLER-SALZ	was noch hilft
Verstopfung	Stuhlgang ist hart und knollig, auch wie Schafskot aussehend	Stuhl gleitet beim Pressen wieder in den Darm zurück	Nr. 11 **SILICEA D12**	+ Frischkornmüsli: 3 EL grob gemahlenes Getreide über Nacht einweichen; morgens mit Obst, Nüssen und Sahne zubereiten
	Stuhlgang hart, Schmerzen beim Stuhlgang; Verlangsamung der rhythmischen Darmbewegung (Peristaltik)	zuerst großer Stuhlbrocken, dann weicher Stuhl bei generell sehr träge arbeitendem Darm	Nr. 3 **FERRUM PHOSPHORICUM D12**	+ Hochfrequenztherapie und Schröpfkopfmassage; ballaststoffreiche Kost, Frischkornmüsli (siehe oben) oder Flohsamen (Apotheke)
	Stuhlgang ist fest und trocken, Darm träge	mangelnde Mucin- (= Schleim-)bildung im Darm	Nr. 8 **NATRIUM CHLORATUM D6**	+ ausreichend Wasser trinken, Flohsamen aus der Apotheke oder Frischkornmüsli (siehe oben)
	mit sehr trägem Darm, schlechter Verdauung, seltenem Stuhlgang (manchmal nur einmal pro Woche)	oft heller, gelblich aussehender Stuhlgang, auch knolliger Stuhlgang, der aussieht wie Schafskot, oft mit Blähungen	Nr. 10 **NATRIUM SULFURICUM D6**	+ morgendliche Bürstenmassage des Bauches im Uhrzeigersinn; Manna-Feigen-Sirup
	Verstopfung vor einer Reise, bei Aufregung, Anspannung	bei sensiblen, empfindlichen Personen; bei nervlicher Schwäche	Nr. 5 **KALIUM PHOSPHORICUM D6**	+ Bach-Blüten: Nr. 2 Aspen, Nr. 18 Impatiens (je 2 Tropfen auf ein Glas Wasser, tagsüber trinken)

Galle, Leber und Stoffwechsel

zu Koliken siehe auch *S. 81*

was	wie	wie oder warum	SCHÜSSLER-SALZ	was noch hilft
Fettsucht (Adipositas)	Gewichtszunahme, schlechte Fettverbrennung, Diäten schlagen schlecht an, deshalb ungenügende Gewichtsabnahme	Störung des abbauenden Stoffwechsels	Nr. 5 **KALIUM PHOSPHORICUM D6** *morgens als »Heiße Sieben«* Nr. 9 **NATRIUM PHOSPHORICUM D6** *mittags als »Heiße Sieben«* Nr. 10 **NATRIUM SULFURICUM D6** *abends als »Heiße Sieben«*	Brennnesselsaft (im Mixer mit Wasser selbst zubereiten oder aus der Apotheke)
Gallenkolik, Gallenblasenentzündung; Gallestau	mit heftigen Schmerzen im Oberbauch, unter dem rechten Rippenbogen	nach fettreichen Mahlzeiten; oft mit Entzündung der Gallenblase	Nr. 7 **MAGNESIUM PHOSPHORICUM D6** *als »Heiße Sieben« und* Nr. 3 **FERRUM PHOSPHORICUM D12**	**Zum Arzt!** heiße Kartoffelpüree-Auflagen am rechten Oberbauch
	Neigung zu Gallenkoliken mit gelblichem, hellem Stuhl, Verdauungsstörungen	Gallestau; Störung der Gallebildung (zu viel, zu wenig); Druckgefühl im rechten Oberbauch	Nr. 10 **NATRIUM SULFURICUM D6** *und/oder* Nr. 9 **NATRIUM PHOSPHORICUM D6**	Kur mit Schwarzrettichsaft oder Löwenzahnsaft (Apotheke/Reformhaus)
Leberentzündung	Fett- und Alkoholunverträglichkeit aufgrund chronisch gewordener Entzündung des Lebergewebes (Hepatitis)	meist nach einer Virusinfektion oder durch medikamentös-toxische Schäden	Nr. 4 **KALIUM CHLORATUM D6** *und* Nr. 5 **KALIUM PHOSPHORICUM D6**	**In ärztlicher Betreuung bleiben!** feuchtheiße Wickel vor dem Schlafengehen
Leberfunktionsschwäche	erhöhte Leberwerte; Müdigkeit, Erschöpfung, Schlafstörungen	Druckgefühl im rechten Oberbauch; Belastung durch Alkohol, Fettleber, Medikamente	Nr. 6 **KALIUM SULFURICUM D6** *und* Nr. 13 **KALIUM ARSENICOSUM D6** *und* Nr. 17 **MANGANUM SULFURICUM D6**	**Zum Arzt!** feuchtheiße Wickel vor dem Schlafengehen

Bauchspeicheldrüse

was	wie	wie oder warum	SCHÜSSLER-SALZ	was noch hilft
Funktionsschwäche bei der Insulinproduktion (Diabetes)	Diabetes Typ I und II mit Müdigkeit, Erschöpfung, Juckreiz und Durst	mit Abwehrschwäche und dadurch bedingten häufigen Infekten	Nr. 9 **NATRIUM PHOSPHORICUM D6** *und* Nr. 10 **NATRIUM SULFURICUM D6** *und* Nr. 21 **ZINCUM CHLORATUM D6**	+ frische Topinamburknollen als Salat oder Gemüse; Topinambursaft
	chronisch fortgeschrittener Diabetes	mit Durchblutungsstörungen, zum Beispiel der Netzhaut am Auge	Nr. 7 **MAGNESIUM PHOSPHORICUM D3** *und* Nr. 21 **ZINCUM CHLORATUM D6**	+ Vitamin B1 (Apotheke); Topinambursaft
	chronischer, schwer auf Behandlungen reagierender Diabetes mit chronisch erhöhten Blutzuckerwerten	zusammen mit hartnäckigen Hautleiden, Sehstörungen, Geschwüren	Nr. 18 **CALCIUM SULFURATUM D6**	+ Zimtpräparate (Apotheke) und Tee aus Zimtstangen (drei Stangen auf 1 l Wasser, 15 Min. ziehen lassen)
	Diabetes mit Nervenbeteiligung (diabetische Neuropathie)	Nervenschmerzen, meist in den Beinen und Füßen	Nr. 5 **KALIUM PHOSPHORICUM D6** *und* Nr. 13 **KALIUM ARSENICOSUM D6**	+ Einreibungen mit Johanniskrautöl (ein- bis zweimal täglich)
Funktionsschwäche bei Verdauungsfermenten	Funktionsschwäche der Bauchspeicheldrüse (exokrine Pankreasfunktion)	mit Blähungen, Völlegefühl; Winde; Störung der Fettverdauung	Nr. 10 **NATRIUM SULFURICUM D6** *und* Nr. 23 **NATRIUM BICARBONICUM D6**	+ Kur mit Schwarzrettichsaft (Apotheke/Reformhaus)

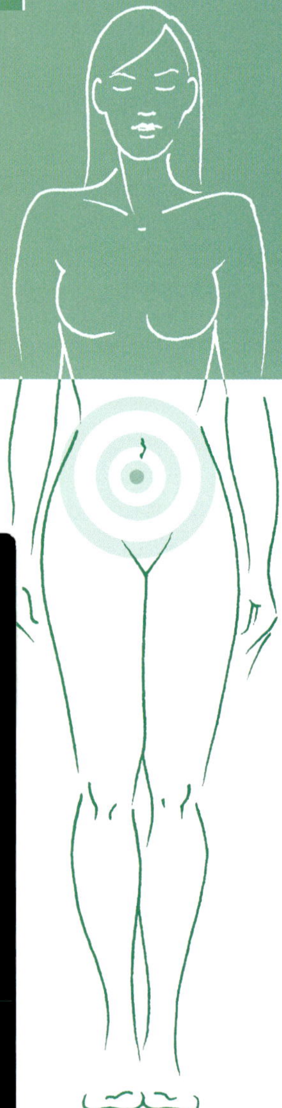

Unterleib

In diesem Kapitel finden Sie Hilfe bei Beschwerden im Bereich des Unterleibs. Zu den Organen im Unterleib zählen Nieren, Blase, Harnröhre, Harnleiter, Prostata und die Geschlechtsorgane. Viele Beschwerden, die in diesem Bereich auftreten, lassen sich mit Schüßler-Salzen gut beeinflussen, wenn auch manchmal nur ergänzend zur medizinischen Behandlung.

Blase, Harnwege und Nieren

Im Bereich der Harnorgane sind **Blasen-, Harnleiter- und Harnröhrenentzündungen** keine Seltenheit. Sie sind schmerzhaft und erfordern meist medizinische Hilfe. Harmlosere, aber doch lästige Beschwerden sind eine Blasenschwäche oder **Bettnässen.** Sie können auf organische Schwächen hinweisen, aber ebenso auf psychische Ursachen wie Ängste hindeuten. Den Einfluss seelischer Erlebnisse sollten Sie, besonders bei Kindern, nicht unterschätzen. Bitte lesen Sie hierzu auch im Kapitel »Allgemeinbefinden/Psyche« ab Seite 24 nach.
Hilfreich sind Schüßler-Salze auch für die Nieren. Durchgemachte Entzündungen oder chronische Funktionsschwächen aufgrund mangelhafter Flüssigkeitsaufnahme können zu **Nierenfunktionsstörungen** führen. Hier ist neben der Einnahme von Salzen auch das Trinken wichtig: 1,5 bis 2 Liter Wasser pro Tag sollten es sein (sofern keine herzbedingten Beschwerden dagegensprechen). **Nierenschmerzen** weisen meist auf Entzündungen hin und sollten diagnostisch abgeklärt werden.

Männliche Geschlechtsorgane

Über Störungen der männlichen Sexualität und **Fruchtbarkeit** zu sprechen ist meist tabu. Dennoch sind viele Männer hiervon betroffen. Die Ursachen sind nicht immer eindeutig, es können sowohl organische wie psychische Probleme die Auslöser sein. Häufig liegt ein Mangel an wesentlichen Mineralstoffen vor. Schüßler-Salze helfen, den organischen Bereich zu stärken, zugleich wirken sie stabilisierend auf die Psyche – unterstützend dazu sind auch Bach-Blüten hilfreich.
Die männliche Vorsteherdrüse vergrößert sich häufig durch hormonelle Einflüsse im Alter. Eindeutig klar sind die Ursachen einer **Prostatavergrößerung** indes nicht. Beschwerden beim Wasserlassen, Harn-

träufeln, Schmerzen und Druckgefühl – auch beim Stuhlgang – sind die Folge. Ebenso können **Entzündungen der Prostata** (Prostatitis) Symptome hervorrufen, die sehr unangenehm sind. Prostataentzündungen treten oft »aus heiterem Himmel« auf. Häufig wird eine akute Prostatitis chronisch und trotzt vielen Behandlungsbemühungen. Selbst wenn eine urologische Behandlung angezeigt ist, empfehle ich Ihnen die Salze zur Unterstützung der Therapie.

Weibliche Geschlechtsorgane

Bei den Beschwerden der weiblichen primären und sekundären Sexualorgane sind die Schüßler-Salze probate Heilmittel. Sie helfen bei verschiedenen **Menstruations- und Vaginalbeschwerden,** die Funktionen der Organe zu stärken, und oftmals sind sie alleine ausreichend, um Krankheiten wieder in den Griff zu bekommen. Dennoch sind regelmäßige Vorsorgeuntersuchungen beim Facharzt sinnvoll. Wird von ihm eine schulmedizinische Behandlung eingeleitet, können Schüßler-Salze unterstützend eingenommen werden, auch dann wenn **Myome** (gutartige Vergrößerungen) oder eine **Gebärmuttersenkung** diagnostiziert wurden.

Beschwerden der **Wechseljahre** wie Hitzewallungen, Schweißausbrüche oder auch Stimmungsschwankungen betreffen die meisten Frauen ab einem Alter zwischen dem vierten und fünften Lebensjahrzehnt. Hormontherapien sind nicht die einzige Möglichkeit, um lindernd auf diese Symptome einzuwirken. Schüßler-Salze helfen hier, fehlgesteuerte Funktionen zu regulieren.

In diesem Kapitel

Blase, Harnwege und Nieren

was	wie	wie oder warum	SCHÜSSLER-SALZ	was noch hilft
Bettnässen	unvermittelt und nächtlich auftretender Harnfluss	durch psychische Ursachen oder Schwäche der Blase	Nr. 3 **FERRUM PHOSPHORICUM D12** *und* Nr. 10 **NATRIUM SULFURICUM D6**	ansteigende Fußbäder; Bach-Blüte Nr. 29 Star of Bethlehem (2 Tropfen auf 1 Glas Wasser, tagsüber trinken)
Blasen-, Harnleiter- und Harnröhrenentzündungen	mit Schmerzen, Brennen beim Wasserlassen; Harndrang; geringe Harnentleerung	heftig beginnende Entzündung; gelblich-trüber Urin oder bräunlicher Urin	Nr. 3 **FERRUM PHOSPHORICUM D12** *und* Nr. 9 **NATRIUM PHOSPHORICUM D6**	Cranberry-Saft; ansteigende Fußbäder; Anregung der Nierenausscheidung mit Birkensaft (= Durchspülungstherapie)
	hartnäckige Entzündungen mit Brennen, Schmerzen	mit scharfem, trübem und fleckig aussehendem Urin	Nr. 16 **LITHIUM CHLORATUM D6**	Cranberry-Saft; Zinnkrautsaft (Apotheke/Reformhaus); ansteigende Fußbäder
	Blasenentzündung mit krampfhaften Schmerzen	Urin sieht hell und klar aus; unaufhörlicher Harndrang	Nr. 7 **MAGNESIUM PHOSPHORICUM D6**	Cranberry-Saft (Apotheke/Reformhaus); ansteigende Fußbäder
	chronische Blasenentzündung, auch oft wiederkehrende Entzündungen	oft in Verbindung mit chronisch kalten Füßen; auch gelblich-eitriger Urin	Nr. 11 **SILICEA D12** *oder* Nr. 12 **CALCIUM SULFURICUM D12**	Kur mit Sonnenhutsaft und Durchspülungstherapie mit Birkensaft (Apotheke/Reformhaus)

Blase, Harnwege und Nieren

was	wie	wie oder warum	SCHÜSSLER-SALZ	was noch hilft
Nierenfunktionsstörung	Unterlidödeme bei Nierenschwäche und chronischen Nierenerkrankungen	Ausscheidungsstörung der Nieren; mangelhafte Flüssigkeitsaufnahme oder nach Nierenbeckenentzündung	Nr. 4 KALIUM CHLORATUM D6 *und* Nr. 19 CUPRUM ARSENICOSUM D6	+ **Zum Urologen!** ansteigende Fußbäder; Durchspülungstherapie mit Birkensaft (Apotheke/Reformhaus)
	hoher Blutdruck aufgrund einer Nierenerkrankung	Verengung, Verhärtung der Nierenarterien; Eiweiß im Urin	Nr. 4 KALIUM CHLORATUM D6 *und* Nr. 1 CALCIUM FLUORATUM D12	+ ansteigende Fußbäder; Durchspülungstherapie mit Birkensaft (Apotheke/Reformhaus); Aderlass
Nierenschmerzen	Druck- und Schmerzgefühl im Nierenbereich, erhöhte Temperatur	bakterielle Entzündung des Nierenbeckens	Nr. 3 FERRUM PHOSPHORICUM D12 *und* Nr. 4 KALIUM CHLORATUM D6	+ ansteigende Fußbäder; Salbe Nr. 3 in die Nierengegend einmassieren
	Nierenschmerzen, allgemeine Druckempfindlichkeit im Bereich der Nieren	aufgrund von Wind, Nässe oder Kälteeinfluss	Nr. 10 NATRIUM SULFURICUM D6	+ feuchtwarme Wickel mit Salbe Nr. 10 auf die Nierengegend; warmes Bad
	chronisch unterschwellige Nierenbeckenentzündung mit Schmerzen	empfindliche Nieren bei Kälte, Nässe, Wind; helle Umrandung an den Augen	Nr. 4 KALIUM CHLORATUM D6 *oder* Nr. 13 KALIUM ARSENICOSUM D6	+ ansteigende Fußbäder; Durchspülungstherapie mit Birkensaft (Apotheke/Reformhaus)

Männliche Geschlechtsorgane

was	wie	wie oder warum	SCHÜSSLER-SALZ	was noch hilft
Eichelentzündung (Balanitis)	Rötung, Schmerz, Brennen der Eichel, auch mit Beteiligung der Vorhaut	aufgrund mechanischer Reizung, zum Beispiel nach dem Geschlechtsverkehr	Nr. 3 FERRUM PHOSPHORICUM D12	um eine Infektion auszuschließen: **zum Arzt!** Salbe Nr. 3
Fruchtbarkeitsstörungen	mangelhafte Spermabildung in den Hoden, schlechte Beweglichkeit der Spermien	aufgrund einer Störung des Zinkstoffwechsels	Nr. 21 ZINCUM CHLORATUM D6	keine engen Hosen tragen; nicht rauchen; Sport treiben; Ginsengpräparate, Aminosäuren (Apotheke)
Geschlechtstrieb, erhöhter	vermehrte sexuelle Lust	bei gleichzeitig nachlassender sexueller Kraft	Nr. 22 CALCIUM CARBONICUM D6 *oder* Nr. 8 NATRIUM CHLORATUM D6	Vollbäder mit Hopfen- oder Lavendelextrakt (Apotheke); Bach-Blüte Nr. 18 Impatiens und Nr. 23 Olive
Geschlechtstrieb, verminderter	sexuelle Unlust, kein Verlangen nach Geschlechtsverkehr	anfangs vorhandene Erregung schwindet plötzlich wieder ohne ersichtlichen Grund	Nr. 14 KALIUM BROMATUM D6 *oder* Nr. 11 SILICEA D12	Ginseng-, Galgant- oder Ingwerpräparate (Apotheke); vollwertige Nahrung
Impotenz, erektile	fehlende oder unzureichende Erektion des Penis bei vorhandener sexueller Lust	aufgrund psychischer oder organischer Ursachen	Nr. 8 NATRIUM CHLORATUM D6	**Zum Arzt oder Psychotherapeuten!** Ginseng-, Galgant- oder Ingwerpräparate (Apotheke); vollwertige Nahrung; Bach-Blüte Nr. 19 Larch

Männliche Geschlechtsorgane

was	wie	wie oder warum	SCHÜSSLER-SALZ	was noch hilft
Prostatabeschwerden, allgemeine	Prostataentzündung in Zusammenhang mit einer Blasenentzündung	mit bräunlich aussehendem Urin, Schmerzen beim Wasserlassen, Harndrang	Nr. 3 FERRUM PHOSPHORICUM D12	+ ansteigende Fußbäder; grüner Tee; Sojapräparate
	heftige Entzündung der Prostata	eitrige Entzündung mit Schmerzen, Ausfluss	Nr. 11 SILICEA D12 *oder* Nr. 12 CALCIUM SULFURICUM D6	+ **Zum Urologen!** ansteigende Fußbäder; Salbe Nr. 3 und Nr. 10 am Damm einreiben
Prostataentzündung, Prostatavergrößerung	Vergrößerung der Prostata mit nächtlichem Harndrang, Tröpfeln	mit Störung/Schwäche beim Wasserlassen durch geschwollene Prostata	Nr. 10 NATRIUM SULFURICUM D6 *und* Nr. 3 FERRUM PHOSPHORICUM D12 *und* Nr. 1 CALCIUM FLUORATUM D12	+ Tee aus dem Kleinblütigen Weidenröschen; Granatapfelsaft; grüner Tee (täglich 2 Tassen); Sojapräparate
	schmerzhafte Schwellung, Vergrößerung der Prostata	Schmerzen am Damm; Schmerzen nach dem Geschlechtsverkehr	Nr. 7 MAGNESIUM PHOSPHORICUM D6 *und* Nr. 15 KALIUM JODATUM D6	+ Tee aus dem Kleinblütigen Weidenröschen; Granatapfelsaft; grüner Tee; Sojapraparate
	verhärtete Prostata durch Vernarbung nach einer Entzündung	langsamer und generell schwacher Harnfluss	Nr. 1 CALCIUM FLUORATUM D12	+ Salbe Nr. 1 am Damm auftragen; Granatapfelsaft; ansteigende Fußbäder

Unterleib

Weibliche Geschlechtsorgane

was	wie	wie oder warum	SCHÜSSLER-SALZ	was noch hilft
Gebärmuttersenkung	aufgrund einer Schwäche und Erschlaffung der Gebärmutterbänder	mit Druck- und Schmerzgefühl im Unterleib, Probleme beim Wasserlassen	Nr. 1 CALCIUM FLUORATUM D12 *und* Nr. 8 NATRIUM CHLORATUM D6	+ ansteigende Fußbäder; mit der Salbe Nr. 1 den Unterbauch massieren
Menstruationsbeschwerden	sehr schmerzhafte Periode mit Unterleibskrämpfen, Kopfschmerzen, Schwäche, auch mit Schlafstörungen	auch in Schüben auftretend; Wärme auf den Unterleib bessert die Beschwerden, auch Zusammenkrümmen	Nr. 7 MAGNESIUM PHOSPHORICUM D6 *als »Heiße Sieben« und* Nr. 3 FERRUM PHOSPHORICUM D12 *oder (anstelle von Nr. 3)* Nr. 19 CUPRUM ARSENICOSUM D6	+ warme Wickel mit Leinsamenabkochung (5–8 EL Leinsamen mit Wasser gut bedecken, bis zum Aufquellen köcheln lassen; in ein Tuch füllen und warm auflegen); Schafgarben- und Frauenmanteltee
	unregelmäßige Menstruation, längere oder kürzere Intervalle	oft sehr blasse, bleich aussehende Frauen; sehr helles Blut	Nr. 2 CALCIUM PHOSPHORICUM D6	+ ansteigende Fußbäder; Gänsefingerkrautsaft (Apotheke/Reformhaus)
	Blutung bleibt aus, z.B. nach schweren Krankheiten oder Schockerlebnis	dunkle Augenschatten; Störung des Eisenstoffwechsels	Nr. 3 FERRUM PHOSPHORICUM D12; *bei Schockerlebnis:* Nr. 5 KALIUM PHOSPHORICUM D6	+ Kur mit Rote-Bete-Saft (Apotheke/Reformhaus)
Myom	gutartiger Tumor der Gebärmutter mit Druck- und Schmerzgefühl, Störung der Regelblutung	Probleme beim Wasserlassen, auch Blutungen; oft bei unerfülltem Kinderwunsch	Nr. 22 CALCIUM CARBONICUM D6 *und* Nr. 1 CALCIUM FLUORATUM D12 *und* Nr. 3 FERRUM PHOSPHORICUM D12	+ **Zum Frauenarzt!** Salben Nr. 1 und Nr. 3 täglich auf den Unterleib auftragen

Weibliche Geschlechtsorgane

was	wie	wie oder warum	SCHÜSSLER-SALZ	was noch hilft
Vaginalausfluss	weißer oder weißgelblicher Ausfluss, wie Hühnereiweiß aussehend	oft bei blässlichen und kreidebleichen, auch schwächlichen Frauen	Nr. 2 CALCIUM PHOSPHORICUM D6	Tee aus Schafgarbe und Weißer Taubnessel, (täglich 2 Tassen trinken)
	scharfer, wund machender Ausfluss	brennt und reizt die Schamlippen, den Intimbereich; auch juckend	Nr. 8 NATRIUM CHLORATUM D6 *im Wechsel mit* Nr. 11 SILICEA D12	Salbe Nr. 8 auf die äußeren Schamlippen auftragen
Vaginalbeschwerden, unspezifische	Trockenheit der Scheide mit Juckreiz, Brennen, Schmerzen beim Geschlechtsverkehr	oft in den Wechseljahren und bei Störung der Schleimhautbefeuchtung	Nr. 8 NATRIUM CHLORATUM D6	Salbe Nr. 8 auf die äußeren Schamlippen auftragen
	Wundsein, Trockenheit in der Scheide, Juckreiz	altersbedingt oder durch eine Pilzinfektion (vom Arzt festzustellen)	Nr. 2 CALCIUM PHOSPHORICUM D6 *und* Nr. 8 NATRIUM CHLORATUM D6; *oder* Nr. 11 SILICEA D12 *(anstelle von Nr. 8)*	Salbe Nr. 2 auf die äußeren Schamlippen auftragen
Wechseljahrsbeschwerden	Hitzewallungen, Schweißausbrüche, Schlafstörungen, Depressionen	durch hormonelle Umstellung (verminderte Östrogenproduktion)	Nr. 5 KALIUM PHOSPHORICUM D6 *und* Nr. 12 CALCIUM SULFURICUM D6 *und* Nr. 11 SILICEA D12	Rotklee-, Soja- oder Propolispräparate (Apotheke)

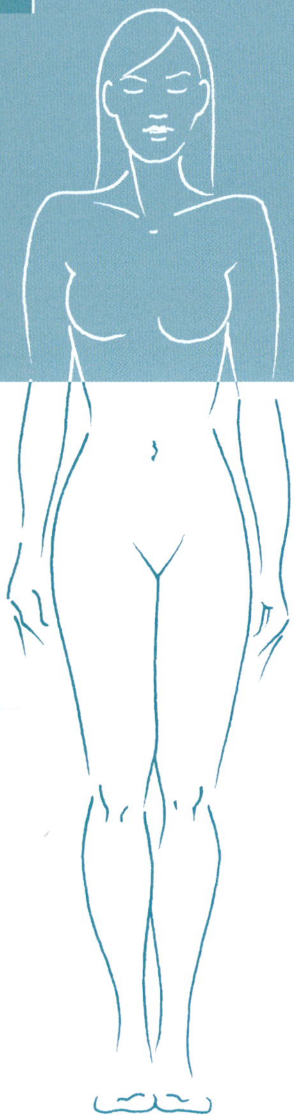

Bewegungsapparat

Rückenschmerzen gelten als die »Volkskrankheit Nr. 1«. Auch unter Muskelverspannungen und Gelenkentzündungen leiden – mehr oder weniger stark – Millionen von Menschen. Kein Wunder, dass schmerzstillende Salben zu den am häufigsten verkauften Medikamenten zählen. Schüßler-Salze sind hier eine wirkungsvolle und schonende Alternative.

Bänder und Sehnen

Bänder- und Sehnenbeschwerden können durch sportliche Aktivitäten hervorgerufen werden. Der »**Tennisarm**« beispielsweise ist, wie sein Name besagt, eine typische Folge von zu starker Belastung beim Tennisspielen. Schwächen in diesem Bereich, wie etwa eine **Sehnenentartung** oder **Sehnenentzündung,** treten aber auch konstitutionell bedingt auf. Wenn Sie sehr anfällig sind, ist es wichtig, stärkend auf Bänder und Sehnen einzuwirken. Lassen Sie sich nicht von einer Diagnose wie Sehnenentartung abschrecken. Es gibt stets Möglichkeiten, mit natürlichen Heilmethoden wenn nicht eine völlige Symptomfreiheit, so doch zumindest eine Symptomverringerung zu erzielen.

Gelenke

Entzündliche oder entartende Erkrankungen der Gelenke (**Arthritis** und **Arthrose**) treten häufig als Folge von Verletzungen auf, sind aber auch auf fehlerhafte Ernährung zurückzuführen oder entstehen durch einseitige oder extreme Belastung. Auch erbliche Faktoren spielen hier eine Rolle. Ferner können infektiöse Krankheiten die Ursache von **Gelenkschmerzen** sein und die Gelenke in Mitleidenschaft ziehen. Bewegungseinschränkung, Ruheschmerz oder morgendliche Anlaufschwierigkeiten sind typische Merkmale dieser Erkrankungen.

Knochen

Ob Knochenbruch, Knochenhautentzündung oder Osteoporose – **akute und chronische Knochenschmerzen** beeinträchtigen unsere Lebensqualität. Unter Osteoporose (Knochenschwund) leiden hauptsächlich Frauen. Auch wenn die Ursachen immer noch nicht gänzlich geklärt sind, rate ich Ihnen zu einer Behandlung mit Schüßler-Salzen. Diese kommen ganz natürlich im Knochen vor und unterstützen den Heilungsprozess, da sie dazu beitragen, die Knochen fest und stabil zu machen.

Muskeln und Nerven

Muskelkater oder Muskelverspannungen behindern unsere Beweglichkeit und schränken unser Wohlbefinden stark ein. Auch nervös bedingtes Muskelzucken ist äußerst störend. Schuld an **Muskelschmerzen** kann eine gestörte Aufnahme oder Verteilung der Magnesium- und Kalziumsalze sein, die die Muskeln für ihr reibungsloses Funktionieren benötigen. **Nervenschmerzen (Neuralgien)** haben ganz unterschiedliche Ursachen. Oft sind diese nur schwer zu klären. Umso schöner ist es, dass die Schüßler-Salze die Schmerzen nehmen können und das Leben wieder erträglicher machen. Meine langjährige Praxis zeigt, dass man die Hoffnung auf Heilung niemals aufgeben sollte. Schüßler-Salze wirken oft gerade dort, wo andere Heilmittel versagen.

Rücken

Unser Rückgrat, die Wirbelsäule, ist vielen Belastungen ausgesetzt. Und so ist es nicht verwunderlich, dass zahlreiche Menschen unter **Rückenschmerzen** leiden. Wie sich ein Hexenschuss oder ein Bandscheibenvorfall bemerkbar macht, haben viele von uns schon am eigenen Leib zu spüren bekommen. Eine manuelle, sanfte Wirbelsäulenbehandlung und Mineralstoffe können Ihnen bei Rückenproblemen effektiv helfen.

In diesem Kapitel

Bänder und Sehnen

was	wie	wie oder warum	SCHÜSSLER-SALZ	was noch hilft
Bänder- und Sehnenschwäche	mit Schmerzen nach körperlicher Belastung, z.B. nach dem Sport	Neigung zu Verletzungen wie Zerrung, Bänderriss, Umknicken des Fußes	Nr. 1 CALCIUM FLUORATUM D12 *und* Nr. 2 CALCIUM PHOSPHORICUM D6 *und* Nr. 11 SILICEA D12	+ Salben Nr. 1 und Nr. 11 täglich auftragen; ansteigende Fußbäder
Bänder- und Sehnenverletzung	Bänderriss, Sehnenzerrung	mit Bewegungseinschränkung, Schmerzen, Schwellung	Nr. 3 FERRUM PHOSPHORICUM D12	+ **Zum Arzt!** Salbe Nr. 3; Umschläge mit essigsaurer Tonerde (Apotheke)
Sehnenentartung	Finger-Beugestellung aufgrund einer entartenden Verhärtung und Verkürzung der Sehnen (Dupuytrensche Krankheit)	mit Schmerzen, Unfähigkeit, die Hände vollständig zu strecken	Nr. 1 CALCIUM FLUORATUM D12	+ Salbe Nr. 1 als Salbenumschlag; Fingermassage; ansteigende Handbäder
Sehnenentzündung	Entzündung der Sehnen und Sehnenscheiden und des Bindegewebes	mit dumpfem Druck- und Schmerzgefühl, Bewegungsschmerz	Nr. 3 FERRUM PHOSPHORICUM D12 *und* Nr. 6 KALIUM SULFURICUM D6 *und* Nr. 7 MAGNESIUM PHOSPHORICUM D6	+ Umschläge mit den Salben Nr. 3 und Nr. 11 im Wechsel (eine Salbe tagsüber, eine über Nacht auftragen); Ananas- oder Papayaenzyme (Apotheke)
Tennisarm	Entzündung der Sehnen am Unterarm; mit Druck- und Funktionsschmerz, Bewegungseinschränkung	durch starke Belastung beispielsweise beim Sport	Nr. 3 FERRUM PHOSPHORICUM D12 *und* Nr. 4 KALIUM CHLORATUM D6	+ Salbenumschläge: 1. Woche Salbe Nr. 3, 2. bis 4. Woche Salbe Nr. 4, 5. bis 6. Woche Salbe Nr. 11

Gelenke

was	wie	wie oder warum	SCHÜSSLER-SALZ	was noch hilft
Arthritis (Gelenkentzündung)	akut entzündete Gelenke, mehrere Gelenke betroffen (akute Polyarthritis)	mit Rötung und Schwellung, Schmerz, Bewegungseinschränkung	Nr. 3 **FERRUM PHOSPHORICUM D12** *und* Nr. 11 **SILICEA D12** *und* Nr. 17 **MANGANUM SULFURICUM D6**	+ Vitamin E und Omega-3-Fettsäure (EPA – Eicosapentaensäure); spagyrische Eigenbluttherapie
	chronisch entzündete Gelenke (chronische Polyarthritis)	mit Schwellung, dumpfem Schmerz, Bewegungseinschränkung	Nr. 4 **KALIUM CHLORATUM D6** *und* Nr. 11 **SILICEA D12** *und* Nr. 17 **MANGANUM SULFURICUM D6**	+ Vitamin E und Omega-3-Fettsäure (EPA – Eicosapentaensäure); spagyrische Eigenbluttherapie
	rheumatische Beschwerden der Gelenke mit Ziehen, Reißen, Schmerzen	schlimmer bei feuchter und nasser Witterung	Nr. 10 **NATRIUM SULFURICUM D6**	+ Kur mit Birken- und Brennnesselsaft (Apotheke/Reformhaus)
Arthrose (Gelenkentartung)	Arthrose mit morgendlichem Anlaufschmerz	mit Entartung/Degeneration der Knorpelflächen, Verhärtung der Gelenke	Nr. 1 **CALCIUM FLUORATUM D12** *und* Nr. 11 **SILICEA D12**	+ Salbenumschlag mit einer Mischung aus Salbe Nr. 1 und Nr. 11; Radfahren, Schwimmen
	Gelenkschmerzen durch Entartung der Gelenke; Schmerzen nach Belastung	vorwiegend an den Fingergelenken auftretend; die Fingergelenke werden dicklich, knotig und sind hart	Nr. 2 **CALCIUM PHOSPHORICUM D6**	+ Salbe Nr. 2 und in der Temperatur ansteigende Handbäder

Gelenke

was	wie	wie oder warum	SCHÜSSLER-SALZ	was noch hilft
Gelenkschmerzen	Gelenke (z. B. Knie-, Finger, Fuß- und Wirbelgelenke) schmerzen in Ruhe und nach Belastung	Entzündung oder Entartung (Arthritis, Arthrose); auch Polyarthritis	Nr. 7 **MAGNESIUM PHOSPHORICUM D6** *als »Heiße Sieben«*	+ ansteigende Fußbäder; Hochfrequenztherapie
	lähmende Gelenkschmerzen (so heftig, dass sie die Bewegung stark erschweren), Beweglichkeit eingeschränkt	nach dem Sitzen, besser bei leichter Bewegung	Nr. 5 **KALIUM PHOSPHORICUM D6**	+ Salbe Nr. 5 oder Johanniskrautöl mehrmals täglich in die Gelenke einmassieren
	Gelenkschwellung mit Schmerzen aufgrund einer Schleimbeutelentzündung	vorwiegend an den Knien; durch Dauerreiz (Druck) oder Verletzung entstanden	Nr. 4 **KALIUM CHLORATUM D6** *und* Nr. 11 **SILICEA D12**	+ Salbe Nr. 4 mehrmals täglich einmassieren; ansteigende Fußbäder
	entartete, degenerierte Gelenkknorpel, Arthrose an verschiedenen Gelenken	auch mit immer wiederkehrenden Entzündungen; mit Gelenkknacken	Nr. 11 **SILICEA D12** *und* Nr. 22 **CALCIUM CARBONICUM D6/D12**	+ Salbenumschlag mit einer Mischung der Salben Nr. 1 und Nr. 11; Radfahren, Schwimmen
	Gelenkentzündung mit Rötung, Schmerz, Schwellung, Hitze	an einem oder an mehreren Gelenken, auch chronisch gewordene oder in Schüben auftretende Entzündung	Nr. 3 **FERRUM PHOSPHORICUM D12** *und* Nr. 11 **SILICEA D12** *und* Nr. 17 **MANGANUM SULFURICUM D6**	+ Saftkur mit Birken- und Brennnesselsaft (Apotheke/Reformhaus)

Gelenke

	wie	wie oder warum	SCHÜSSLER-SALZ	was noch hilft
Gelenkschmerzen	rheumatische und durch Gicht bedingte Gelenkbeschwerden	verdickte, knotige, aufgequollene Gelenke	Nr. 16 **LITHIUM CHLORATUM D6** *und* Nr. 11 **SILICEA D12**	+ vegetarische Kost; ausreichend Wasser trinken; grüner Hafertee; Salbe Nr. 11
	ziehende, reißende Gelenkbeschwerden, wandernde Schmerzen	besonders akute Beschwerden, die nachts schlimmer sind	Nr. 17 **MANGANUM SULFURICUM D6** *oder* Nr. 20 **KALIUM ALUMINIUM SULFURICUM D6**	+ Ananas- und Papaya-Enzyme (Apotheke)
	rheumatische Gelenkbeschwerden, chronisch entzündete Gelenke	Verschlimmerung nach seelischer Erregung	Nr. 12 **CALCIUM SULFURICUM D6**	+ Salbe Nr. 12; Helmel-Übungen; Saftkur mit Birken- und Brennnesselsaft
	drückende, unangenehme Gelenkschmerzen; nach Belastung, auch in Ruhe	mit Knacken und Krachen im Gelenk aufgrund fehlender Gelenkschmiere	Nr. 8 **NATRIUM CHLORATUM D6**	+ Salbe Nr. 8 als nächtlicher Salbenumschlag
	Steifheitsgefühl in den Gelenken, vor allem morgens oder bei Kälte	Reißen und Ziehen in den Gliedern	Nr. 21 **ZINCUM CHLORATUM D6**	+ ansteigende Fußbäder; Salbe Nr. 11 und Nr. 2 (im halbtäglichen Wechsel einmassieren oder beide Salben vor dem Auftragen in der Hand mischen)

Knochen

was	wie	wie oder warum	SCHÜSSLER-SALZ	was noch hilft
Akute und chronische Knochenschmerzen	Abnahme der Knochensubstanz (Osteoporose, Osteopenie) mit Wirbelverformungen, Knochenbrüchen, Rundrücken	chronische Schmerzen, vor allem im Rumpfbereich	Nr. 1 **CALCIUM FLUORATUM D12** *und* Nr. 17 **MANGANUM SULFURICUM D6** *und* Nr. 2 **CALCIUM PHOSPHORICUM D3** *und* Nr. 11 **SILICEA D12**	+ Muskeltraining; Osteoporose-Gymnastik in Selbsthilfegruppen; Salbe Nr. 2
	erhöhte Weichheit der Knochen mit Verbiegungstendenz (Knochenerweichung, Osteomalazie)	durch mangelhafte Einlagerung von Knochensalzen; diffuse Skelettbeschwerden	Nr. 1 **CALCIUM FLUORATUM D12** *und* Nr. 2 **CALCIUM PHOSPHORICUM D6** *und* Nr. 11 **SILICEA D12**	+ Sonnenlicht zur Anregung der Bildung von Vitamin D; Lebertrankapseln
	Knochenhautentzündung mit punktuellem Schmerzfeld am Knochen	nach Verletzung, Sturz, Belastung oder als Begleiterscheinung bei infektiösen Krankheiten	Nr. 3 **FERRUM PHOSPHORICUM D12;** *wenn chronisch:* Nr. 11 **SILICEA D12**	+ Magnetfeld-Therapie; Salbe Nr. 2, Salbe Nr. 11
Knochenentwick-lungsstörung	zu langsames Schließen der Schädelnähte bei Kindern	langsames Knochenwachstum, Wachstumsschmerzen in den Beinen	Nr. 2 **CALCIUM PHOSPHORICUM D6**	+ Salbe Nr. 2 abends einreiben; keine körperliche Verausgabung
Überbein (Ganglion)	schmerzhaftes Überbein an der Hand, am Fußrücken oder in der Kniekehle mit Schwellung	aufgrund einer schleimgefüllten Zyste, die langsam wächst	Nr. 11 **SILICEA D12** *und* Nr. 1 **CALCIUM FLUORATUM D12**	+ Salbe Nr. 11/Nr. 1 als Salbenverband über Nacht, auch tagsüber

Muskeln und Nerven

was	wie	wie oder warum	SCHÜSSLER-SALZ	was noch hilft
Muskelkrämpfe	verschiedenartige Krämpfe der Bewegungs- oder Organmuskeln	Beschwerden treten vor allem nachts auf	Nr. 11 **SILICEA D12**	Magnesium-Kalzium-Tabletten aus natürlichem Dolomitgestein (Apotheke); vollwertige Ernährung
	Krämpfe der Bewegungsmuskulatur (Beine, Arme)	bei vorwiegend blassen, kreidebleichen Personen	Nr. 2 **CALCIUM PHOSPHORICUM D6** *oder* Nr. 7 **MAGNESIUM PHOSPHORICUM D6** (*wenn mit kreisrund geröteten Wangen*)	Helmel-Übungen; Ausdauertraining wie Laufen oder Radfahren
	Muskelkrämpfe der Beine, Arme, Hände	nach Überanstrengung, Belastung wie Sport oder Schreibkrämpfe nach langem Schreiben	Nr. 5 **KALIUM PHOSPHORICUM D6**	Salbe Nr. 5 an den schmerzenden Stellen einreiben
	Krämpfe in Oberschenkeln, Waden und Füßen	auch mit Zuckungen, Zittern oder Missempfindungen wie Kribbeln, »Ameisenlaufen«	Nr. 13 **KALIUM ARSENICOSUM D6**	Salbe Nr. 7 an den schmerzenden Stellen einreiben
	Krämpfe im Bereich der Extremitäten: Wadenkrämpfe, Fingerkrämpfe, Schreibkrampf	mit Schmerzen, Bewegungseinschränkung aufgrund von Schmerzen; auch schmerzhaft verspannte Muskeln	Nr. 7 **MAGNESIUM PHOSPHORICUM D6** *oder* Nr. 19 **CUPRUM ARSENICOSUM D6/D12** *oder* Nr. 22 **CALCIUM CARBONICUM D6/D12**	Magnesium-Kalzium-Tabletten aus natürlichem Dolomitgestein (Apotheke)

Muskeln und Nerven

was	wie	wie oder warum	SCHÜSSLER-SALZ	was noch hilft
Muskelschmerzen	Muskelkater nach körperlicher Anstrengung, nach dem Sport	mit Bewegungsschmerz, Druck- und Spannungsgefühl	Nr. 3 **FERRUM PHOSPHORICUM D12** *und* Nr. 9 **NATRIUM PHOSPHORICUM D6**	+ nach dem Sport heiß duschen, Salbe Nr. 3 zwei- bis dreimal täglich auf die betroffenen Stellen auftragen
	generell bei heftigen Gliederschmerzen, z. B. nach Verausgabung im Sport	mit Bewegungseinschränkung aufgrund des Schmerzes; auch nach Anspannung, z. B. langem Autofahren	Nr. 7 **MAGNESIUM PHOSPHORICUM D6** *als »Heiße Sieben«*	+ Salbe Nr. 5 im Abstand von mehreren Stunden zwei- bis dreimal auf die betroffenen Glieder auftragen
	Weichteilrheuma mit Schmerzen an Muskeln, Sehnen, Bändern	Entzündung des Bindegewebes, der Sehnen, Muskeln und Knochen	Nr. 13 **KALIUM ARSENICOSUM D6** *und* Nr. 20 **KALIUM ALUMINIUM SULFURICUM D6**	+ Vitamin E und Omega-3-Fettsäure (EPA – Eicosapentaensäure); Infrarotkabine, Sauna
	Fibromyalgiesyndrom mit Schmerzen der Muskulatur, des Bindegewebes und der Knochen	mit typischen Schmerzpunkten am Rücken; mit Muskelverspannung	Nr. 1 **CALCIUM FLUORATUM D12** *und* Nr. 7 **MAGNESIUM PHOSPHORICUM D6** *und* Nr. 13 **KALIUM ARSENICOSUM D6**	+ Rotlichtbestrahlungen; Infrarotkabine; vegetarisch-vollwertige Ernährung
	Fibromyalgiesyndrom mit Schmerzen der Muskulatur, des Bindegewebes und der Knochen	mit vorwiegend psychischen Symptomen wie Depressionen, Melancholie, Schlafstörungen	Nr. 5 **KALIUM PHOSPHORICUM D6**	+ Vitamin B1; Lavendel-Vollbäder

Muskeln und Nerven

was	wie	wie oder warum	SCHÜSSLER-SALZ	was noch hilft
Muskelschwäche	mit Erschöpfung, allgemeiner Mattigkeit, Kräfteverlust	nach schweren Krankheiten; in der Genesungsphase mit auffälliger Blässe	Nr. 2 **CALCIUM PHOSPHORICUM D6**	+ Helmel-Übungen; Soja-Aufbaunahrung (Apotheke)
	mit allgemeiner Schwäche; Erschöpfungszustand	nach körperlicher Anstrengung, Sport, hartem Training	Nr. 5 **KALIUM PHOSPHORICUM D6**	+ Saft aus frisch gepressten Orangen, Äpfeln und Karotten
	mit dumpfen Muskelschmerzen, Bewegungseinschränkung	mit Verspannung, Verhärtung der Muskulatur, Muskelhartspann	Nr. 7 **MAGNESIUM PHOSPHORICUM D6**	+ Salbe Nr. 7; Infrarotkabine oder Sauna; ansteigende Fußbäder; Vitamin-B-Komplex (Apotheke)
Muskelverhärtung, Muskelhartspann (Myogelosen)	bis taubeneigroße Verhärtung, meist an den Schultern	kein oder nur leichter Schmerz, ohne Bewegungseinschränkung	Nr. 1 **CALCIUM FLUORATUM D12**	+ Salbe Nr. 1 mehrmals täglich einmassieren; Rotlichtbestrahlung
	kirschgroße bis taubeneigroße Verhärtungen an den Muskelsträngen	schmerzhaft, mit Verspannung der Muskulatur, Bewegung mäßig eingeschränkt	Nr. 7 **MAGNESIUM PHOSPHORICUM D6**; *bei verspanntem Nacken:* Nr. 15 **KALIUM JODATUM D6**	+ Salbe Nr. 7; Infrarotkabine, Sauna; viel Obst und Gemüse; Helmel-Übungen

Muskeln und Nerven

was	wie	wie oder warum	SCHÜSSLER-SALZ	was noch hilft
Muskelverletzung	Zerrung der Muskulatur, Muskelfaserriss zum Beispiel nach dem Sport	mit Schmerzen im Muskel, vor allem bei Bewegung	Nr. 3 **FERRUM PHOSPHORICUM D12** *und* Nr. 7 **MAGNESIUM PHOSPHORICUM D6**	**Zum Arzt!** Salbe Nr. 3; Umschläge mit essigsaurer Tonerde (Apotheke)
Muskel- und Nervenlähmungen (Multiple Sklerose)	Beinschwäche, Sehstörungen, Neuralgie und Lähmungserscheinungen	durch Veränderungen der Hirn- und Rückenmarkssubstanz; aufgrund von schweren psychischen Konflikten	Nr. 2 **CALCIUM PHOSPHORICUM D6** *(morgens) und* Nr. 5 **KALIUM PHOSPHORICUM D6** *(mittags) und* Nr. 7 **MAGNESIUM PHOSPHORICUM D6** *(abends) – jeweils als »Heiße Sieben«*	Ananasenzyme; Omega-3-Fettsäuren (EPA); Vitamin-B-Komplex und Zink (alles aus der Apotheke)
Muskel- und Nervenzuckungen	unwillkürlich auftretende Muskelzuckungen, meist an Armen und Beinen, auch Zuckungen des Augenlids	auch Zittern; oft nach körperlicher Anstrengung oder nach Aufregung	Nr. 7 **MAGNESIUM PHOSPHORICUM D6**	Magnesium-Kalzium-Tabletten aus natürlichem Dolomitgestein (Apotheke)
	Zuckungen der Muskulatur (z. B. im Bauchbereich) oder einzelner Gliedmaßen – an den Armen und Beinen	vor allem nachts auftretend; nervös bedingt	Nr. 21 **ZINCUM CHLORATUM D6**	Einreibungen der Muskeln mit Johanniskraut- oder Rosmarinsalbe, zwei- bis dreimal täglich
	Zuckungen der Waden-, Oberschenkel- oder Fußmuskeln	Schmerzen und Lähmungsgefühl in den Muskeln	Nr. 13 **KALIUM ARSENICOSUM D6**	Magnesium-Kalzium-Tabletten aus natürlichem Dolomitgestein (Apotheke)

Muskeln und Nerven

	wie	wie oder warum	SCHÜSSLER-SALZ	was noch hilft
Nervenschmerzen, Neuralgien	nächtliche Armschmerzen mit Kribbelgefühl	Taubheitsgefühl im Arm, gestörte Beweglichkeit	Nr. 3 FERRUM PHOSPHORICUM D12	Salbe Nr. 3 oder Johanniskrautöl-Einreibungen – zwei- bis dreimal täglich einmassieren
	Karpaltunnel-Syndrom: Schmerzen in der Hand, nächtliches Kribbeln, Taubheitsgefühl	durch Einengung und Druck des Mittelnervs zwischen Handwurzelknochen und sehnenartigem Halteband verursacht	Nr. 1 CALCIUM FLUORATUM D12 *und* Nr. 7 MAGNESIUM PHOSPHORICUM D6 *als »Heiße Sieben« und* Nr. 3 FERRUM PHOSPHORICUM D12	ansteigende Handbäder; Salbe Nr. 1 mehrmals täglich auftragen; Handgelenk für mehrere Wochen schienen; Ananasenzyme (Apotheke)
	Schmerzen im Versorgungsgebiet des Ischiasnervs (Lendenwirbel bis Fuß)	durch Wirbelkörperfehlstellung; nach Bandscheibenvorfall, Entzündungen	Nr. 3 FERRUM PHOSPHORICUM D12 *und* Nr. 9 NATRIUM PHOSPHORICUM D6. *Oder* Nr. 13 KALIUM ARSENICOSUM D6 *anstelle von Nr. 3 und Nr. 9*	ansteigende Fußbäder; Vitamin B1; Salbe Nr. 3; Moorpackung; Heim-Fango (Apotheke)
	Restless-Legs-Syndrom: Kribbeln, Zuckungen, Schmerzen in den Beinen	nach längerem Sitzen, etwa nach einer Busreise, nach langem Flug	Nr. 7 MAGNESIUM PHOSPHORICUM D6 *und* Nr. 21 ZINCUM CHLORATUM D6 *und* Nr. 14 KALIUM BROMATUM D6	Einreibungen mit Salbe Nr. 3; ansteigende Fußbäder; Vitamin-B-Komplex (Apotheke)
	plötzlich einschießende, blitzartig auftretende Nervenschmerzen	die Stelle wechselnd, mal hier, mal dort auftretend	Nr. 7 MAGNESIUM PHOSPHORICUM D6 *oder* Nr. 13 KALIUM ARSENICOSUM D6	ansteigende Fußbäder; Vitamin B1

Rücken

was	wie	wie oder warum	SCHÜSSLER-SALZ	was noch hilft
Bechterew-Krankheit	chronische Entzündung mit Versteifung	nachts Gefühl der Steifheit, Schmerz im Kreuz, Gesäß, ausstrahlend in die Beine	Nr. 1 **CALCIUM FLUORATUM D12** *und* Nr. 11 **SILICEA D12** *und* Nr. 16 **LITHIUM CHLORATUM D6**	+ Einreibungen abwechselnd mit Johanniskrautöl und Salbe Nr. 1; ansteigende Fußbäder
Rückenschmerzen	nach einem Bandscheibenvorfall; dumpfer Schmerz, vor allem nach längerem Sitzen oder Liegen	Lähmungsgefühl in den Beinen und im Lendenwirbelbereich nach einem früher erfolgten Bandscheibenvorfall	Nr. 7 **MAGNESIUM PHOSPHORICUM D6** *mehrmals als »Heiße Sieben«*	+ Einreibungen mit Salbe Nr. 3 und Salbe Nr. 7 im Wechsel
	durch Entzündung an Wirbelkörpern; auch mit entzündlichen Erkrankungen wie Polyarthritis	Schmerzen an der Wirbelsäule; Morgensteifigkeit, Anlauf- oder Dauerschmerz	Nr. 3 **FERRUM PHOSPHORICUM D12** *und* Nr. 4 **KALIUM CHLORATUM D6** *und* Nr. 7 **MAGNESIUM PHOSPHORICUM D6**	+ Ananas- und Papaya-Enzyme (Apotheke); Quarkumschläge; Eigenbluttherapie
	durch »Hexenschuss« (Lumbago); Beschwerden nach schnellen, ungeschickten Bewegungen	plötzlich auftretender Schmerz im Lendenbereich, auch chronische Schmerzen, die ins Bein ausstrahlen	Nr. 3 **FERRUM PHOSPHORICUM D12** *und* Nr. 9 **NATRIUM PHOSPHORICUM D6** *und* Nr. 7 **MAGNESIUM PHOSPHORICUM D6**	+ feuchtheiße Wickel, warme Bäder; Einreibungen mit Johanniskrautöl; Vitamin B1
	durch Ischiasbeschwerden; Schmerzen mit Ausstrahlen in Gesäß und Bein, bis in die Zehen	mit Muskelverspannung im Oberschenkel; Bewegungseinschränkung	Nr. 7 **MAGNESIUM PHOSPHORICUM D6** *als »Heiße Sieben«*	+ Einreibungen mit Salbe Nr. 7 im Wechsel mit Salbe Nr. 3

Rücken

was	wie	wie oder warum	SCHÜSSLER-SALZ	was noch hilft
Rückenschmerzen	durch krankhafte Fehlstellung der Wirbelkörper; Verschiebung einzelner Wirbelkörper, mit Schmerzen, auch Organbeschwerden	nach Haltungs- und Bewegungsfehlern, Zug oder Kälte	Nr. 2 CALCIUM PHOSPHORICUM D6 *und* Nr. 7 MAGNESIUM PHOSPHORICUM D6	+ manuelle Wirbelsäulen-Therapie; Infrarotkabine; Helmel-Übungen
	Schmerzen im Bereich der Wirbelsäule bei Wirbelverschiebung	mit Muskelverspannung, -verhärtung und Funktionseinschränkung	Nr. 7 MAGNESIUM PHOSPHORICUM D6 *als »Heiße Sieben«*	+ Einreibung mit Johanniskrautöl im Wechsel mit Salbe Nr. 2
	durch körperliche Anstrengung; dumpfes Schmerzgefühl, meist im Lendenbereich	mit Schwächegefühl im Rücken, »kreuzlahm«; auch chronische Beschwerden	Nr. 1 CALCIUM FLUORATUM D12 *oder* Nr. 22 CALCIUM CARBONICUM D12; *dazu jeweils* Nr. 5 KALIUM PHOSPHORICUM D6	+ Helmel-Übungen; heiße Vollbäder (so heiß wie erträglich) mit Heublumenzusatz
	durch entartende (arthrotische) Prozesse; chronische Wirbelsäulenschmerzen mit Bewegungseinschränkung	bei Bandscheibenschaden; Spannungsgefühl, Steifigkeit, Dauer- oder Belastungsschmerz	Nr. 1 CALCIUM FLUORATUM D12 *und* Nr. 11 SILICEA D12 *und* Nr. 7 MAGNESIUM PHOSPHORICUM D6	+ Helmel-Übungen; Salbe Nr. 2 und Salbe Nr. 7 zu gleichen Teilen gemischt als Salbenverband (siehe Seite 12)
	durch Wirbelgleiten; mit Schmerzausstrahlung vom Rücken zum Gesäß oder bis ins Knie	in Zusammenhang mit Bindegewebsschwäche	Nr. 1 CALCIUM FLUORATUM D12 *und* Nr. 11 SILICEA D12	+ Muskelaufbautraining; Rudern; Helmel-Übungen; Salbe N. 1

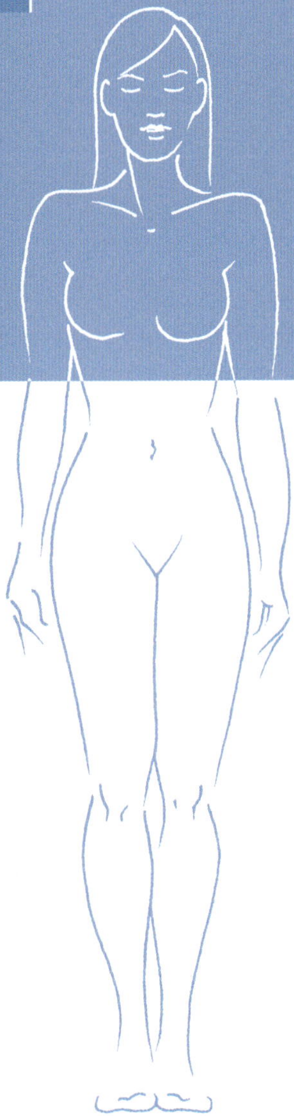

Haut, Haare, Nägel

Die Ausdrucksformen von Hautirritationen sind vielfältig. Ebenso vielfältig sind die Ursachen. Bei der Behandlung von Hautproblemen ist es deshalb wichtig, nicht nur die einzelnen Symptome zu behandeln, sondern – getreu dem Leitsatz »Die Haut ist der Spiegel der Seele« – den gesamten Menschen im Blick zu behalten.

Hautausschläge

Hautrötungen, Juckreiz, nässende und **trockene Hautausschläge** – also entzündliche Veränderungen der Haut – treten sehr häufig auf. Sie alle zeigen uns an, dass mit der Haut etwas nicht in Ordnung ist. Die Ursachen sind so unterschiedlich wie die Ausschläge selbst. Allergische Reaktionen, Unverträglichkeiten von Nahrungsmitteln, eine gestörte Entgiftung des Körpers oder Darmpilze sind nur einige davon. Auch Belastungen durch die Einnahme von Medikamenten können sich auf der Haut zeigen. Fehlen Vitalstoffe im Körper, kann dies ebenfalls dazu führen, dass die Haut erkrankt. Häufig sind auch seelische Gründe Ursache für die Entstehung von Hautausschlägen. Sogenannte Trennungskonflikte – also die Trennung von bestimmten Personen – sind ein verbreitetes Beispiel, etwa wenn beide Eltern berufstätig sind und die Kinder zu einer (ungeliebten!) Tagesmutter gehen müssen.

Akne und akneähnliche Ausschläge

Bei den Schüßler-Salzen gibt es verschiedene Salze, die bei **Akne** und **akneähnlichen Hautbeschwerden** helfen. Diese eitrigen und pustelartigen Entzündungen treten nicht nur in der Pubertät, sondern ebenso im fortgeschrittenen Alter auf. Suchen Sie Ihr Schüßler-Salz nach dem Ort der Erkrankung und der Art des Hautausschlags aus. Eine Kombination verschiedener Salze hat sich bei hartnäckiger Akne bewährt. Ätherische Öle (Aromaöle) beschleunigen den Heilungsverlauf, werden sie zu den Schüßler-Salben auf die Haut aufgetragen. Die besten Kombinationen aus meiner langjährigen Erfahrung finden Sie in der jeweils letzten Spalte Ihrer Beschwerde unter »was noch hilft«. Seien Sie nicht gleich entmutigt, wenn sich nach einer Woche noch kein Erfolg zeigt. Die konsequente Einnahme der Schüßler-Salze und die äußerliche Anwendung der Salben und Aromaöle hat sich bisher immer ausgezahlt. Bei Akne sollten Sie auch die Bedeutung einer gesunden Darmflora nicht unterschätzen und auf die Wirkung von Gesichtsdampfbädern und Pflanzensäften setzen.

Warzen und Hühneraugen

Warzen und **Hühneraugen** sind lästig, können schmerzhaft sein und sehen nicht besonders schön aus. Das Schüßler-Salz, das Ihnen hilft, finden Sie, wenn Sie die Färbung und die Konsistenz – weich oder hart? – berücksichtigen. Da diese hartnäckigen Hautwucherungen über Monate entstanden sind, bitte ich Sie bei der Behandlung um etwas Geduld. Sie lassen sich nicht von heute auf morgen entfernen. Salbenpflaster helfen Ihnen, Warzen und Hühneraugen den Garaus zu machen.

Haarprobleme

Das Wachstum der Haare und ihr Aussehen hängen stark mit unserem Mineralstoffhaushalt zusammen. Fallen die **Haare** plötzlich aus, werden **brüchig** oder **beginnen vorzeitig zu ergrauen,** können Mineralstoffstörungen als Ursache dahinterstecken.

Nagelprobleme

Nägel, die **brüchig** werden und **aufquellen,** weisen oft auf eine Pilzerkrankung hin. Schulmedizinisch sind Nagelpilze schwer in den Griff zu bekommen. Oft werden Medikamente verschrieben, die die Leber belasten. Schüßler-Salze helfen hier sehr gut – allerdings ist Geduld vonnöten. Da ein Nagel in elf Tagen nur einen Millimeter wächst, dauert das gesunde Herauswachsen naturgemäß sehr lange.

In diesem Kapitel

Haut

Haare

Nägel

Haut

was	wie	wie oder warum	SCHÜSSLER-SALZ	was noch hilft
Akne- und akneähnliche Hautausschläge	Pickel und Pusteln, rötlich, eitrig, geschwollen	vorwiegend an Stirn, Brust und Nacken vorkommend	Nr. 11 **SILICEA D12**	+ Gesichtsdampfbad; Salbe Nr. 11 mehrmals täglich auftragen; Kur mit Löwenzahnsaft
	hongiggelbe Aknepusteln, geschwollene, entzündlich gerötete Talgdrüsen	oft mit fettiger Haut im Gesicht; auch Mitesser an Stirn, Nase und im Brustbereich	Nr. 9 **NATRIUM PHOSPHORICUM D6** *oder* Nr. 10 **NATRIUM SULFURICUM D6**	+ Gesichtsdampfbad; Salbe Nr. 9 nachts auftragen; Kur mit Löwenzahn- und Brennnesselsaft
	grobe, rötlich-violett gefärbte Pusteln; auch Kupferfinnen (fleckige Rötung und kleinlamellige Schuppung = Akne rosacea), unreine Haut	hartnäckige, aggressive, schlecht abheilende Hautentzündungen, Mitesser im Gesicht, an Brust und Rücken, bei fettiger Haut	Nr. 10 **NATRIUM SULFURICUM D6**	+ Untersuchung auf Darmpilze; Gesichtsdampfbad; Kur mit Brennnessel-oder Löwenzahnsaft; Brottrunk, Salbe Nr. 9; Darmflora-Aufbau
	hartnäckige Pickel, Pusteln und hartnäckige Ausschläge	mit weißlich-rötlichen Schuppen und/oder Bläschen	Nr. 13 **KALIUM ARSENICOSUM D6**	+ Gesichtsdampfbad; Kur mit Löwenzahnsaft, Brennnesselsaft; Brottrunk; Bach-Blüte Nr. 10 Crab Apple
	Pickel im Gesicht (vorwiegend an Stirn, Nase, Wangen und Kinn)	vorwiegend bei jugendlichen Personen, in der Pubertät	Nr. 24 **ARSENUM JODATUM D6**	+ Tee aus Ringelblumen, Walnuss- und Birkenblättern; Bach-Blüte Nr. 10 Crab Apple

Haut

was	wie	wie oder warum	SCHÜSSLER-SALZ	was noch hilft
Akne- und akneähnliche Hautausschläge	Akneausschlag überall am Körper auftretend (Rücken, Brust, Gesicht)	heftige, schlecht abheilende Akne, immer wieder neue Entzündungen	Nr. 14 **KALIUM BROMATUM D6**	+ Gesichtsdampfbad; Kur mit Löwenzahnsaft; Brottrunk; Darmflora-Aufbau mit Darmbakterien (Apotheke)
	verhärtete Aknepusteln, feste, eingewachsene Pusteln	auch ältere, verhärtete Aknenarben, die unschön aussehen	Nr. 1 **CALCIUM FLUORATUM D12**	+ Salbe Nr. 1 mehrmals täglich auftragen; Sauna oder Infrarotkabine
	immer wieder auftretende Akne, hartnäckige Akne	generell bei schlechter Hautheilung, z. B. nach Verletzungen	Nr. 21 **ZINCUM CHLORATUM D6**	+ Gesichtsdampfbad; Kur mit Löwenzahnsaft; Brottrunk; Darmflora-Aufbau mit Darmbakterien (Apotheke)
	großporige Haut, aufgedunsenes Gesicht, unreine Haut	Haut wirkt schwammig, Mitesser im Gesicht	Nr. 8 **NATRIUM CHLORATUM D6**	+ Salbe Nr. 8; Gesichtsdampfbad; Kur mit Brottrunk
Hand- und Fußschweiß, Schwitzen generell	übermäßiges Schwitzen, besonders an Händen und Füßen	auch partielle Schweißneigung, zum Beispiel am Hinterkopf	Nr. 11 **SILICEA D12** *oder* Nr. 2 **CALCIUM PHOSPHORICUM D6** *oder* Nr. 22 **CALCIUM CARBONICUM D12**	+ Salbeitee, täglich 2 bis 3 Tassen (2 TL auf 1 Tasse, 5 Min. ziehen lassen)

Haut

was	wie	wie oder warum	SCHÜSSLER-SALZ	was noch hilft
Hautstreifen, Hautfalten, schlaffe Haut	Erschlaffung, Verhärtung und Schwund des Oberhautgewebes	nach einer Schwangerschaft, nach einer Diät, nach Kortisongabe	Nr. 1 **CALCIUM FLUORATUM D12** *und* Nr. 11 **SILICEA D12**	Salbe Nr. 1 und Nr. 11 mehrmals täglich im Wechsel auftragen
Hühneraugen	Hühneraugen durch Ausbildung eines nach innen gerichteten Dorns	Schmerzen beim Gehen, vor allem beim Tragen von engen Schuhen; mit weißer Kruste	Nr. 4 **KALIUM CHLORATUM D6**	Salbe Nr. 4 mehrmals täglich auftragen oder Salbenpflaster; Hochfrequenztherapie
	sehr hartnäckige Hühneraugen, die immer wieder kommen	feste, harte Struktur des Hühnerauges, sehr schmerzhaft	Nr. 1 **CALCIUM FLUORATUM D12**	Salbe Nr. 1 mehrmals täglich auftragen oder ein Salbenpflaster
	sehr hartnäckige Hühneraugen, die immer wieder kommen	mit gelblich aussehender Kruste	Nr. 10 **NATRIUM SULFURICUM D6**	Salbe Nr. 10 mehrmals täglich auftragen oder ein Salbenpflaster
Marmorierte Haut	wie Marmor strukturierte Haut, bläulich-rötliche Verfärbung	durch nervöse Erregung, Regulationsstörung der Blutgefäße, durch Hitze oder Kälte	Nr. 2 **CALCIUM PHOSPHORICUM D6** *und* Nr. 19 **CUPRUM ARSENICOSUM D6**	Salbe Nr. 2; ansteigende Fußbäder

Haut

was	wie	wie oder warum	SCHÜSSLER-SALZ	was noch hilft
Schuppender Hautausschlag, Kopfschuppen	generell schuppender Hautausschlag, auch am Kopf; chronisch, auch saisonal auftretend – zum Beispiel im Frühjahr oder Herbst	mit vorwiegend gelblichen, trocken aussehenden Schuppen	Nr. 10 **NATRIUM SULFURICUM D6** *und* Nr. 13 **KALIUM ARSENICOSUM D6**	+ Salbe Nr. 10 mehrmals täglich auftragen; Kur mit Löwenzahnsaft oder -tee; bei Kopfschuppen: Klettenwurzelöl, Huflattich-Shampoo
	hartnäckig, immer wieder auftretend; bei genereller Empfindlichkeit der Haut	mit honiggelben Krusten auf der Haut	Nr. 9 **NATRIUM PHOSPHORICUM D6;** Nr. 8 **NATRIUM CHLORATUM D6**	+ Salbe Nr. 9 mehrmals täglich auftragen; Kur mit Brennnesselsaft; bei Kopfschuppen: Klettenwurzelöl, Huflattich-Shampoo
Sonnenallergie (Lichtdermatose)	trockener Hautausschlag mit Pigmentierung der Haut (Entstehung von bräunlich-gelben Flecken)	Bläschen, Rötung, Schuppung der Haut durch zu intensive oder lang andauernde UV-Strahlung	Nr. 2 **CALCIUM PHOSPHORICUM D6** Nr. 3 **FERRUM PHOSPHORICUM D12** Nr. 17 **MANGANUM SULFURICUM D6;** Nr. 22 **CALCIUM CARBONICUM D6**	+ Salbe Nr. 3 mehrmals täglich auftragen; vorbeugend: Vitamin B3, Betacarotin, Solarium, Darmbakterien (Apotheke)
Sonstige Hautausschläge	trockenes, auch weißlich aussehendes Ekzem	nach Impfungen auftretender Hautausschlag	Nr. 4 **KALIUM CHLORATUM D6;** *wenn gelblich, nässend:* Nr. 9 **NATRIUM PHOSPHORICUM D6**	+ Salbe Nr. 4 mehrmals täglich auftragen
	Lupus-Krankheit: entzündlicher, rötlicher, heftiger Ausschlag, schmerzhaft	vorwiegend im Gesicht, an Kopf und Hals, auch an den Händen	Nr. 4 **KALIUM CHLORATUM D6** *und* Nr. 17 **MANGANUM SULFURICUM D6**	+ Salbe Nr. 1 und Nr. 4 mehrmals täglich im Wechsel auftragen; spagyrische Eigenbluttherapie

Haut

was	wie	wie oder warum	SCHÜSSLER-SALZ	was noch hilft
Sonstige Hautausschläge	mit reichlicher Abschuppung der Oberhaut; Schuppenflechte	die Haut darunter ist oft schmierig und klebrig	Nr. 2 **CALCIUM PHOSPHORICUM D6** *und* Nr. 6 **KALIUM SULFURICUM D6** *und* Nr. 7 **MAGNESIUM PHOSPHORICUM D6**	+ Salbe Nr. 6 und Salbe Nr. 1; zusätzlich mehrere Wochen: Eicosapentaen (hochdosierte Hochseefisch-Ölkapseln aus der Apotheke)
	chronisch hartnäckiger Hautausschlag mit Abschuppung	Bildung von eitrig aussehenden Krusten auf der Haut	Nr. 11 **SILICEA D12**	+ Salbe Nr. 11 mehrmals täglich auftragen; täglich 3 Stängel Petersilie essen
	krustiger, auch schuppiger Hautausschlag, unter den Krusten oder Schuppen ist die Haut schmierig	mit übel riechenden und schmierigen Krusten	Nr. 5 **KALIUM PHOSPHORICUM D6**	+ Kalium-phosphoricum-Tabletten zu einem Puder zerbröseln; mehrmals täglich die Haut damit bepudern
	Hautbläschen, die überall am Körper auftreten können	der Bläscheninhalt sieht eiweißartig aus	Nr. 2 **CALCIUM PHOSPHORICUM D6**	+ Salbe Nr. 2 mehrmals täglich auftragen
	Hautbläschen an verschiedenen Körperstellen	der Bläscheninhalt sieht wasserhell aus	Nr. 8 **NATRIUM CHLORATUM D6**	+ Salbe Nr. 8 mehrmals täglich auftragen; Kur mit Löwenzahnsaft

Haut

was			SCHÜSSLER-SALZ	was noch hilft
Trockene Hautausschläge	rissig aussehender Hautausschlag; harte Borken in den Handflächen	die Haut platzt auf, ist derb, hart; Hautschrunden, Schwielen	Nr. 1 **CALCIUM FLUORATUM D12**	+ Salbe Nr. 8 und Salbe Nr. 1 mehrmals täglich auftragen; ausreichend trinken
	entzündete Haut, rötliche Flecken, auch Juckreiz	mit dunkler Umrandung an den Augen, mehr zur Nase hin	Nr. 3 **FERRUM PHOSPHORICUM D12**	+ Kur mit Brennnessel- und Löwenzahnsaft zur Hautreinigung; Salbe Nr. 3; Kur mit Darmbakterien (Apotheke)
	chronischer Hautausschlag, hartnäckig, die Haut bereitet immer wieder Probleme	bei generell schlechter Hautheilung, zum Beispiel nach Schnittverletzungen oder Verbrennungen	Nr. 11 **FERRUM PHOSPHORICUM D12** *oder*	+ Salbe Nr. 11 mehrmals täglich auftragen; Kur mit Brennnesselsaft
	mit heftigen, unangenehmen Irritationen wie Brennen, Kribbeln, Jucken	mit teils sogar sehr heftigem Juckreiz und intensiver, fortwährender Kratzneigung	Nr. 7 **MAGNESIUM PHOSPHORICUM D6**	+ Salbe Nr. 7 mehrmals täglich auftragen; Teilbäder mit Natronpulver (Apotheke/Drogeriemarkt)
	derbe und hart aussehende Haut, teils aufgequollene, dickliche, auch bräunlich-gelblich verfärbte Haut, (z. B. beim Strahlenekzem)	nach einer Strahlentherapie, nach einer Operation oder Verletzung	Nr. 1 **CALCIUM FLUORATUM D12**	+ Salbe Nr. 1 mehrmals täglich auftragen; Biotin, Vitamin C und/oder Zink (Apotheke)

Haut

was	wie	wie oder warum	SCHÜSSLER-SALZ	was noch hilft
Trockene Hautausschläge	Hautausschlag mit schuppender, auch fleckiger Haut	unter den Schuppen ist die Haut schmierig, gelblich	Nr. 6 **KALIUM SULFURICUM D6**	Salbe Nr. 6 mehrmals täglich auftragen; Kur mit Löwenzahnsaft
	Ausschlag mit Hautschüppchen, die nach dem Aufplatzen von Bläschen entstehen	mit mehlartigem Belag, sieht aus wie mit Mehl bestäubt	Nr. 4 **KALIUM CHLORATUM D6**	Salbe Nr. 4 mehrmals täglich auftragen; Brennnesselsaft
	schuppiger Hautausschlag bei trockener Haut; auch am Haaransatz mit Rötung	auf der Haut bilden sich kleine weiße Schuppen; Juckreiz; auch weißschuppige Hautpilze	Nr. 8 **NATRIUM CHLORATUM D6**	Salbe Nr. 8 mehrmals täglich auftragen; Löwenzahnsaft
	schuppige Haut, Juckreiz; mit dem Gefühl gespannter Haut	mit weißlich gelben Krusten auf der Haut	Nr. 2 **CALCIUM PHOSPHORICUM D6**	Salbe Nr. 2 mehrmals täglich auftragen; Brennnesselsaft
Vitiligo	umschriebene, einzelne oder mehrere weiße Flecken auf der Haut, die aufgrund von Pigmentmangel entstehen (Weißfleckenkrankheit)	Verlust der Hautpigmente; oft durch seelische Schockerlebnisse	Nr. 1 **CALCIUM FLUORATUM D12** *und* Nr. 6 **KALIUM SULFURICUM D6** *und* Nr. 19 **CUPRUM ARSENICOSUM D6**	Salbenmix aus Nr. 1, Nr. 4, Nr. 6 (vor dem Auftragen in der Hand mischen) mehrmals täglich auftragen; Bestrahlung mit UVB-Licht; Brottrunkkur

Haut

was	wie	wie oder warum	SCHÜSSLER-SALZ	was noch hilft
Warzen	harte, auch zerklüftete Warzen, ganze Warzenkolonien	vorwiegend an Handflächen und Fußsohlen auftretend	Nr. 1 **CALCIUM FLUORATUM D12**	+ Salbe Nr. 1 mehrmals täglich auftragen; Löwenzahnstängelsaft oder Schöllkrautmilch täglich auftupfen
	weiche Warzen, flache oder gestielte (spitz herauswachsende) Warzen	vorwiegend an den Händen, aber auch am Oberkörper, an den Beinen	Nr. 4 **KALIUM CHLORATUM D6** *oder* Nr. 10 **NATRIUM SULFURICUM D6**	+ Salbe Nr. 4 oder Salbe Nr. 10 mehrmals täglich auftragen oder Salbenpflaster
	überall am Körper auftretend: Hände, Füße, Beine, Rücken	einzeln oder mehrere an einer Stelle; üppige Vermehrung	Nr. 14 **KALIUM BROMATUM D6**	+ Propolis-Tinktur und Salbe Nr. 1 je einmal täglich auftragen
Windelausschlag	entzündlicher Hautausschlag in und an der Pofalte, bei Säuglingen, übel riechend	oft mit übel riechendem, förmlich stinkendem Durchfall	Nr. 5 **KALIUM PHOSPHORICUM D6**	+ Waschen mit Babyseife, Einreibungen mit Muttermilch; einige Tabletten der Nr. 5 zerstoßen, damit die Haut bepudern
	mit Rötung, rissiger, entzündeter Haut an der Pofalte	bei empfindlicher und trockener Haut am Gesäß	Nr. 22 **CALCIUM CARBONICUM D6**	+ Salbe Nr. 8 nach dem Windelwechsel auftragen

Haare

was	wie	wie oder warum	SCHÜSSLER-SALZ	was noch hilft
Ergrauen der Haare, vorzeitiges	Haare werden in jungen Jahren bereits grau, etwa zwischen dem 20. und 30. Lebensjahr	aufgrund eine Kupfermangels oder einer Kupferverwertungsstörung	Nr. 19 **CUPRUM ARSENICOSUM D6** *und* Nr. 21 **ZINCUM CHLORATUM D6**	+ Vitamin-B-Komplex (Apotheke)
Haarausfall	kreisrunder Haarausfall, an verschiedenen Stellen auftretend	Ursache oft unklar oder durch Ernährungsstörung der Haarwurzeln	Nr. 5 **KALIUM PHOSPHORICUM D6**	+ Salbe Nr. 5; Kopfhautmassage; Schmierseifenpackung eine Stunde auflegen (Apotheke/Drogeriemarkt)
	diffuser Haarausfall, pro Tag fallen 50 bis 100 Haare aus	mit brüchigen Haaren, schlecht nachwachsenden Haaren	Nr. 11 **SILICEA D3, D6, D12** *als Kur, jeweils vier Wochen*	+ Haare mit Eigelb waschen; Kopfhautmassage mit Klettenwurzelöl
	diffuser Haarausfall oder gänzliches Ausfallen der Haare	nach Operationen, durch Medikamente, nach Impfungen	Nr. 4 **KALIUM CHLORATUM D6**	+ Brennnesselsaftkur; Kopfhautmassage mit Klettenwurzelöl (Apotheke/Reformhaus)
Haarspliss	empfindliche Haare; Dünnerwerden der Haare	aufgrund eines Zinkmangels oder einer Zinkverwertungsstörung	Nr. 21 **ZINCUM CHLORATUM D6**	+ Kopfhautmassage mit Klettenwurzelöl; Eigelb statt Shampoo zum Waschen verwenden

Nägel

was	wie	wie oder warum	SCHÜSSLER-SALZ	was noch hilft
Nägel brüchig, verdickt; entzündete Nagelhaut	akute, schmerzhafte Nagelbettentzündung an einem oder an mehreren Nägeln (z.B. nach einer Hautverletzung)	mit Rötung, Schwellung, Schmerz, Hitze und Druckgefühl	Nr. 3 FERRUM PHOSPHORICUM D12 *und* Nr. 18 CALCIUM SULFURATUM D12	**Zum Arzt!** Salbe Nr. 3; heiße Sekundentauchbäder (kleines Stück Kernseife in 1 Tasse mit heißem Wasser auflösen, Finger eintauchen); Teebaumöl-Einreibung
	chronische Nagelbettentzündung, schubweise verlaufend	mit Eiterung, Rötung, Schwellung, Schmerz	Nr. 11 SILICEA D6	**Zum Arzt!** lebende Keime für die Darmflora; Schwedentinktur-Umschläge
Nagelwachstumsstörungen	aufgequollene, verdickte und verhärtete Finger- und Fußnägel	Wachstumsstörung oder Nagelpilzinfektion	Nr. 1 CALCIUM FLUORATUM D12	Salbe Nr. 1 als Salbenpflaster; mit Teebaumöl bepinseln
	chronische Nagelbrüchigkeit, empfindliche, auch dünne Nägel, schlecht entwickelte Nägel	Wachstumsstörungen der Nägel, schlechte Durchblutung der Finger	Nr. 6 KALIUM SULFURICUM D6 *und* Nr. 8 NATRIUM CHLORATUM D6 *und* Nr. 11 SILICEA D12 *(statt Silicea auch* Nr. 17 MANGANUM SULFURICUM D6)	mehrmals täglich die Nägel unter kaltem, fließendem Wasser bürsten (zur Fingerkuppe hin); Salbe Nr. 11 über Nacht; Zink- und Biotinpräparate
	sensible, empfindliche Finger- und Fußnägel	schmerzende Nägel bei Berührung, bei leichtem Druck	Nr. 7 MAGNESIUM PHOSPHORICUM D6	nachts die Salbe Nr. 7 auftragen; ansteigende Handbäder

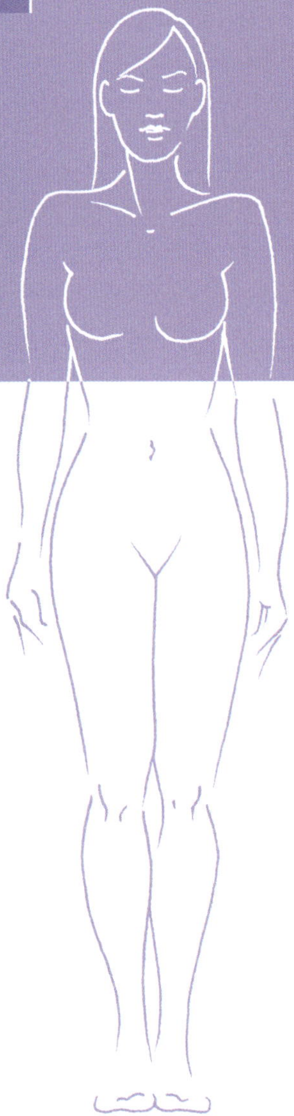

Erste Hilfe

Bei allen Notfällen sollten Sie nicht zögern, umgehend zum Arzt zu fahren beziehungsweise einen Krankenwagen zu rufen. Bis zum Eintreffen beim Arzt sind die Schüßler-Salze eine hilfreiche Unterstützung. Besonders bei leichteren Verletzungen fördern sie den Heilungsprozess, weshalb sie nicht nur zu Hause, sondern auch auf Reisen stets griffbereit sein sollten.

Akute Bauch- und Unterbauchbeschwerden

Plötzlich auftretende **Bauchschmerzen** mit oder ohne Übelkeit, **Erbrechen** und **Durchfall** beeinträchtigen oft innerhalb von Minuten unser Wohlergehen. Intuitiv ergreifen wir Maßnahmen, die unsere Beschwerden lindern. Bei Bauchschmerzen machen wir uns eine Wärmflasche: Die Wärme entkrampft den Bauchraum und bewirkt oft ein kleines Wunder. In Kombination mit den Schüßler-Salzen wird der Heilerfolg noch beschleunigt, da nicht nur von außen, sondern auch von innen auf den Körper eingewirkt wird. Irritationen des Bauchraums verschwinden deshalb manchmal so schnell, wie sie gekommen sind. Sollten Ihre Beschwerden allerdings anhalten oder gar an Heftigkeit zunehmen, suchen Sie bitte unbedingt einen Arzt auf.

Eine **Blasenentzündung** ist die Ursache, wenn das Wasserlassen Probleme bereitet. Harndrang, Tröpfeln, Schmerzen beim Wasserlassen und allgemeines Unwohlsein sind hierfür typische Symptome. Nehmen Sie die Schüßler-Salze gleich bei den ersten Anzeichen in kurzen Abständen ein. So lässt sich das Steuer oftmals noch herumreißen, und Sie helfen dem Körper, das Richtige zu tun, indem Sie mit den Salzen auf wichtige Abwehrprozesse einwirken. Zeigt sich innerhalb eines halben Tages keine Reaktion im Sinne eines Rückgangs der Symptome, ist in jedem Fall eine ärztliche Behandlung notwendig.

Verletzungen

Ist Ihr Kind hingefallen und hat sich das Knie aufgeschlagen? Oder haben Sie sich selbst eine **Schürfwunde** zugezogen? Schüßler-Salze helfen in solchen Fällen schnell, denn sie fördern die Heilung der verletzten Haut. Das wichtigste Salz ist hier die Nr. 3: Ferrum phosphoricum D12 sowie die Salbe Nr. 3. Werden sie gleich nach dem Sturz eingenommen beziehungsweise aufgetragen, bessern sich die Beschwerden innerhalb kürzester Zeit. Ein **Bluterguss** wird schneller »aufgesaugt«, kleine Wunden verschorfen und beginnen auszuheilen, die Schmerzen klingen ab. Daher mein Tipp: Die Nummer 3 sollte im Urlaubs- und Reisegepäck nie fehlen.

Insektenstiche und Verbrennungen

Eine kleine Regel lautet: »Die Nummer 3 hilft immer dann, wenn etwas rot ist.« Also nicht nur bei einer blutenden **Schnittwunde,** bei einer **Quetschung** oder **Prellung,** sondern auch bei einer **Verbrennung ersten Grades** (ohne Blasenbildung – also mit Rötung) oder bei einem **Insektenstich.** Sie hilft Ihnen auch bei **wundgelaufenen Füßen.** In jedem Fall ist es wichtig, das passende Heilsalz schnell parat zu haben. Bis zum Aufsuchen eines Arztes machen Sie nichts verkehrt, wenn Sie die empfohlenen Tabletten gleich nach dem Unfall lutschen beziehungsweise die Salbe auftragen.

Sonstige akute Beschwerden

Im Einzelnen erfahren Sie hier, welche Salze bei **Fieber** helfen und was Sie tun können, wenn Sie plötzlich **Nasenbluten** bekommen. Außerdem lesen Sie, wie **Operationsnarben** nachbehandelt werden und welche Salze die richtigen bei **Zahnverletzungen** sind. Wichtig ist hier, dass Sie die angegebenen Salben nur bei bereits geschlossener Wunde oder um die Wunde herum auftragen, bei Zahnverletzungen um den Mund herum.

In diesem Kapitel

Akute Bauch- und Unterbauchbeschwerden

was	wie	wie oder warum	SCHÜSSLER-SALZ	was noch hilft
Bauchschmerzen	heftig, plötzlich auftretend; auch einschießende und schneidende Schmerzen	häufig mit unwillkürlichem Zusammenkrümmen des Bauches	Nr. 7 **MAGNESIUM PHOSPHORICUM D6**	Salbe Nr. 7 leicht einmassieren, feuchtheiße Bauchkompressen. Bei heftigen Beschwerden zum Arzt!
Blasenentzündung	Schmerzen beim Wasserlassen, allgemeines Unwohlsein	Brennen und Tröpfeln nach dem Wasserlassen	Nr. 3 **FERRUM PHOSPHORICUM D12** *und* Nr. 9 **NATRIUM PHOSPHORICUM D6**	ansteigende Fußbäder; vorbeugend: täglich 300 ml Cranberrysaft; ausreichend trinken (1 bis 2 l Wasser pro Tag)
Durchfall	nach dem Essen von verdorbenen Nahrungsmitteln	mit Anteilen von unverdauten Speiseresten	Nr. 3 **FERRUM PHOSPHORICUM D12**	Blutwurztee (Apotheke/Reformhaus) **Wenn der Durchfall anhält: zum Arzt!**
	wässrig; hell, auch klar oder braun aussehend	mit Bauchschmerzen; auch mit stechenden, einschießenden Schmerzen	Nr. 7 **MAGNESIUM PHOSPHORICUM D6**	feuchtweiße Bauchkompressen; ausreichend trinken; bei heftigem Durchfall Elektrolytgetränke
Erbrechen	von Speisen; mit Übelkeit, auch bei Reiseübelkeit	nach dem Genuss verdorbener Lebensmittel	Nr. 3 **FERRUM PHOSPHORICUM D12** *und* Nr. 9 **NATRIUM PHOSPHORICUM D6**	ungesüßter Kamillentee, Schonkost oder Nahrungskarenz, bis sich die Symptome gebessert haben

Verletzungen

was	wie	wie oder warum	SCHÜSSLER-SALZ	was noch hilft
Bluterguss	Schmerz, Schwellung, Rötung der Haut und Unterhaut	durch Stoß, Schlag, Unfallverletzung	Nr. 3 FERRUM PHOSPHORICUM D12	Salbe Nr. 3 und/oder Umschläge mit essigsaurer Tonerde (Apotheke)
Knochenbruch	Knochenbruch mit Schmerzen und Schwellung, mit Bluterguss	durch Verletzung beim Sport, durch Unfall; auch wenn Menschen aufgrund generell instabiler Knochen (Mangel an Kalziumsalzen) zu Frakturen neigen	Nr. 2 CALCIUM PHOSPHORICUM D6 *oder* Nr. 22 CALCIUM CARBONICUM D6/D12	**Zum Arzt!** bei einem Gipsverband: Salbe Nr. 2 um den Gips herum auftragen
Prellung, Quetschung	mit Rötung, Schwellung, Schmerzen	durch Verletzung, Stoß, Sturz, Unfall oder durch Einklemmen, zum Beispiel in einer Tür	Nr. 3 FERRUM PHOSPHORICUM D12 *und* Nr. 2 CALCIUM PHOSPHORICUM D6	Salbe Nr. 3 und/oder Umschläge mit essigsaurer Tonerde (Apotheke)
Schnittwunde, Schürfwunde	mit Rötung, Schmerz, Schwellung, Bluterguss; leicht blutende Wunde	durch Verletzung bei einem Unfall, Stoß oder Sturz, durch versehentliches Schneiden mit Schere oder Messer	Nr. 3 FERRUM PHOSPHORICUM D12	Wunde reinigen; Salbe Nr. 3 (Salbenpflaster); Bach-Blüten: Notfalltropfen (zwei Tropfen auf die Zunge geben)
Verletzungen generell	Schmerz, Blutung, Rötung und/oder Hautabschürfung	leichte Verletzungen durch Stoß, Fall, Sturz, Verstauchung	Nr. 3 FERRUM PHOSPHORICUM D12	Salbe Nr. 3 und Bach-Blüten: Notfalltropfen (zwei Tropfen auf die Zunge geben)

Insektenstiche und Verbrennungen

was	wie	wie oder warum	SCHÜSSLER-SALZ	was noch hilft
Insektenstiche	mit Juckreiz, Schwellung und Rötung der Haut	durch Stechmücken und Bremsen verursachte Stiche	Nr. 8 **NATRIUM CHLORATUM D6**	Salbe Nr. 8 dünn auf die Stichstelle auftragen; bei Bedarf nach einer halben Stunde wiederholen
Sonnenbrand, Verbrennungen, Verbrühungen	mit Rötung, Schmerzen, leichter Schwellung, Hitzegefühl	nach übermäßiger Sonneneinwirkung, Verbrennung am Herd; Verbrennung 1. Grades	Nr. 3 **FERRUM PHOSPHORICUM D12**	mit reichlich kaltem Wasser kühlen; Salbe Nr. 3 dick auftragen
	mit Rötung, Schmerzen, empfindlicher Haut	Verbrennung mit weißgrauem Schorf auf der Wunde	Nr. 4 **KALIUM CHLORATUM D6**	**Zum Arzt!**
	heftige Verbrennung mit Bildung von Brandblasen	wässrig-klare Flüssigkeit in den Brandblasen; Verbrennung 2. Grades	Nr. 8 **NATRIUM CHLORATUM D6**	**Zum Arzt!**
	bei allen Verbrennungen nach Abklingen der akuten Beschwerden	um einer Narbenwucherung entgegenzuwirken, zur Hautregeneration	Nr. 11 **SILICEA D12** *und* Nr. 22 **CALCIUM CARBONICUM D12**	Salbe Nr. 11 zur Hautpflege, wenn die Brandwunde verheilt ist

Sonstige akute Beschwerden

was	wie	wie oder warum	SCHÜSSLER-SALZ	was noch hilft
Fieber	mäßiges Fieber (bis 39 °C) und höheres Fieber (über 39 °C); mit Kopfschmerzen, Hitzegefühl, gerötetem Kopf	Begleitsymptom z. B. bei grippalen Infekten, bei Entzündungen im Körper; bei Magen-Darm-Verstimmung	Nr. 3 **FERRUM PHOSPHORICUM D12** *bei mäßigem Fieber;* Nr. 5 **KALIUM PHOSPHORICUM D6** *bei höherem Fieber*	kühle Wadenumschläge mit Essigwasser. **Bei unklaren Beschwerden und heftigen Symptomen zum Arzt!**
Nasenbluten	hellrotes Blut; spontan auftretend oder nach anstrengung	immer wieder auftretend; oft besteht eine Neigung dazu	Nr. 2 **CALCIUM PHOSPHORICUM D6** *und* Nr. 3 **FERRUM PHOSPHORICUM D12**	Aufbaukur mit pflanzlichen Säften wie Brennnesselsaft, Schafgarbensaft oder -tee
Operationen (Nachbehandlung)	Wunden, Entzündungen aufgrund von operativen Eingriffen; auch bei schlechter Heilung nach Operation	innerliche und äußerliche Operationswunden, zum Beispiel nach Bauchoperationen, Unterleibseingriffen	Nr. 3 **FERRUM PHOSPHORICUM D12** *und* Nr. 4 **KALIUM CHLORATUM D6**	Salbe Nr. 3 im Wechsel mit Salbe Nr. 4 auftragen; Achtung: nur bei bereits geschlossener Wunde oder um die Wunde herum!
Wundlaufen	Blasen an den Füßen, wunde Stellen, zum Beispiel nach einer Wanderung oder am Gesäß nach einer Radtour	mit Rötung, Schmerzen beim Sitzen und Gehen, Abschürfung	Nr. 3 **FERRUM PHOSPHORICUM D12**	Salbe Nr. 3 dick auftragen; vorbeugend gegen Wundlaufen: Salbe Nr. 11 dünn auf die Füße auftragen
Zahnverletzungen	abgebrochene Zähne, z. B. durch einen Fahrradsturz	mit Schmerzen; auch mit wunder Lippe durch Bissverletzung beim Sturz	Nr. 2 **CALCIUM PHOSPHORICUM D6** *und* Nr. 3 **FERRUM PHOSPHORICUM D12**	**Zum Zahnarzt!** um den Mund herum Salbe Nr. 3 auftragen

3. Die Schüßler-Salze Nr. 1 bis Nr. 24 auf einen Blick

Hat Sie die Vielfalt der Anwendungsmöglichkeiten von Schüßler-Salzen überrascht? Dann schauen Sie sich doch die einzelnen Salze in diesem Kapitel etwas genauer an und machen sich mit ihren jeweiligen Besonderheiten vertraut. Die Beschreibungen der zwölf Schüßler-Salze sowie der zwölf Ergänzungsmittel helfen Ihnen, das für Sie geeignete Salz zu finden, das zu Ihnen und zu Ihren Beschwerden passt.

Sind Sie auf den vorangehenden Seiten bei den Beschwerden auf ein bestimmtes Salz gestoßen, das zu Ihnen passt? Dann können Sie sich in diesem Kapitel darüber informieren, bei welchen Beschwerden das Salz noch eingesetzt wird. Wundern Sie sich nicht, wenn Sie bei den Beschreibungen der Salze auch auf Krankheiten stoßen, die Sie im zweiten Kapitel nicht entdecken. Das hat folgenden Grund: Bei der Auswahl der Beschwerden und der zur Behandlung angegebenen Salze war es mir wichtig, auch seltene Hinweise, die teils aus der älteren und schwer zugänglichen Literatur stammen, aufzuführen.

Der Steckbrief zum jeweiligen Salz in diesem Kapitel enthält die wichtigsten Anwendungsbereiche eines Salzes. Aber die Salze sind bei weitaus mehr Beschwerden einzusetzen, denn sie haben ein enorm großes Wirkungsspektrum. Die von mir recherchierten Angaben stammen von Schülern, Kollegen und engagierten, ständig weiter forschenden Nachfolgern Dr. Schüßlers und haben sich in meiner Praxis bewährt. Das Besondere an diesem Buch: Mit diesen Hinweisen haben Sie Informationen vorliegen, die einzigartig sind und die Sie in keinem anderen Buch über Schüßler-Salze finden.

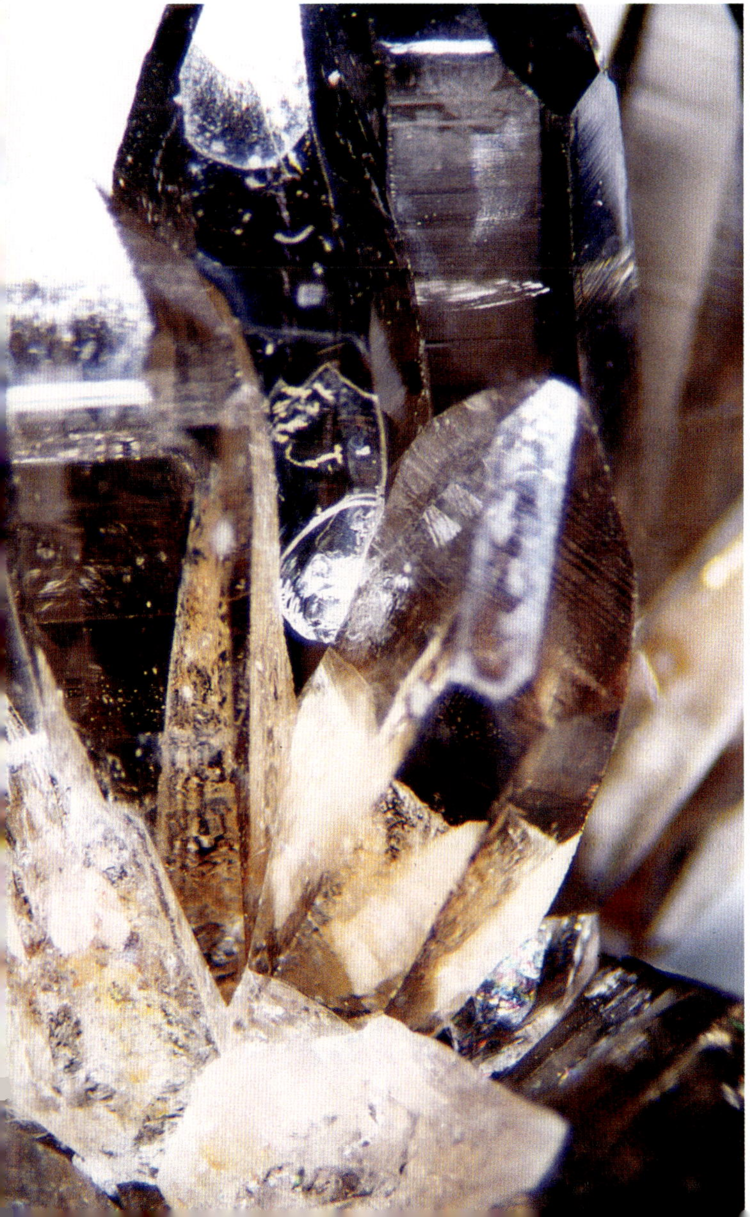

In diesem Kapitel

Nr. 1 Calcium fluoratum D12 | Kalziumfluorid

ANTLITZZEICHEN/SIGNATUREN: auffällige Quer- und Längsfalten unter dem Auge (zur Nase hin), die Haut darunter wirkt rötlich-schwärzlich; feine Fältelung an den Oberlidern möglich; verhärtete, geschlängelte Arterien an der Stirn; Zunge kann hart und rissig sein; Neigung zu Karies, Zahnschmelzdefekten und lockeren Zähnen; Haltungsschäden; übermäßige Hornhautbildung, Hautschrunden, rissig und hart wirkende Haut sowie schlaffe Haut; Bänder- und Sehnenschwäche; Spreiz- und Senkfuß; Besenreiser und Krampfadern

BESONDERHEIT: Die Nr. 1 macht Weiches fest und Hartes weich.

ANWENDUNGSGEBIETE:

- **chronische Kehlkopfentzündung, verhärtete Lymphknoten nach einer Erkältung, Karies**
- **Arteriosklerose, Besenreiser, Krampfadern**
- **Hämorrhoiden**
- **Bewegungsapparat: Arthrose, Fersensporn, Muskelhartspann, Osteoporose, Überbein, Wirbelgleiten, Schlottergelenke, Spreiz- und Senkfuß**
- **übermäßige Hornhaut, Haut- und Nagelpilzerkrankungen, Schuppenflechte, Hautfalten, rissige Haut; verhärtete Narben, Hautstreifen, Ekzeme nach Strahlentherapie, harte Warzen**

Nr. 2 Calcium phosphoricum D6 | Kalziumphosphat

ANTLITZZEICHEN/SIGNATUREN: auffällige Blässe, manchmal käsig – vor allem an Stirn, Nasenflügeln, Ohren (»Wachspuppen-Gesicht«); Tendenz zu Karies; weißlich-pelziger Zungenbelag, blasses Zahnfleisch; Polypenbildung in der Nase; Haltungsschwäche, Verkrümmungen der Wirbelsäule; oft zartgliedriger Körperbau; Verlangen nach Kalk; schwache Knochen mit Neigung zu Knochenbrüchen; allgemein schwächlich

BESONDERHEIT: Die Nr. 2 regeneriert den Körper. Sie ist angezeigt, wenn sich Schmerzen nachts oder in Ruhe verschlimmern.

ANWENDUNGSGEBIETE:

- **Nervosität, nervliche Schwäche; Erschöpfung nach Krankheiten; schnelle Ermüdung nach geringer Belastung; Appetitlosigkeit; Hyperaktivität**
- **Zahndurchbruch; Zahnungskrämpfe**
- **Trockenheit und Juckreiz im Vaginalbereich**
- **Knochenbrüche, Knochenerkrankungen; Wachstumsschmerzen und verzögerte Entwicklung der Kinder; Muskelkrämpfe, Nervenschmerzen und Krämpfe mit Kribbeln, Taubheits- und Kältegefühl; Wirbelsäulenbeschwerden**
- **Hauterkrankungen mit eiweißartigen Absonderungen**

Nr. 3 Ferrum phosphoricum D12 | Eisenphosphat

ANTLITZZEICHEN/SIGNATUREN: schwärzlich-bläuliche Verfärbung an den inneren Augenwinkeln; die Augen wirken dadurch dunkel umrahmt; bei stärkerem Mangel diffuse Röte an Ohren, Wangen und Stirn; Zunge ist rein, spiegelglatt, manchmal leicht gerötet; auch trockene, struppige Haare; trockene, welke Haut; Längs- und Querrillen an den Fingernägeln.

BESONDERHEIT: Die Nr. 3 passt zu allen Beschwerden, die mit Rötung einhergehen. Sie ist angezeigt, wenn sich Schmerzen bei Bewegung verschlimmern, auch bei Zahnschmerzen beim Genuss warmer Speisen. Bei Kälte bessern sich die Schmerzen.

ANWENDUNGSGEBIETE:

- Konzentrationsschwäche, Gedächtnisschwäche; Störungen des Eisenstoffwechsels; Hitzewallungen; allgemeine Erschöpfung; schwaches Immunsystem, generell Neigung zu Entzündungen und bei allen Entzündungen im Körper; Kopfschmerzen und Schwindel
- alle akuten Entzündungen wie Erkältungskrankheiten, Heiserkeit; Blutandrang zum Kopf (Druckgefühl); Mittelohrentzündung; entzündlich bedingte Zahnschmerzen
- trockener Husten, Bronchitis, Reizung der Lunge
- Magen- und Darmschleimhautentzündungen, auch mit Durchfall; Verstopfung bei Darmschwäche
- Prostataentzündung; Eierstock- und Eileiterentzündung; zu starke Menstruation; entzündete Vaginalschleimhaut, Entzündungen am Glied
- rheumatische Entzündungen im Anfangsstadium; Verletzungen, zum Beispiel nach dem Sport; Muskelkater, Muskelzerrung, Muskelfaserriss; Prellungen; akute Sehnenentzündung; Rückenschmerzen, Hexenschuss
- alle Verletzungen und Entzündungen, Verbrennungen wie Sonnenbrand (erstes Stadium); Hautentzündungen im Anfangsstadium, Haarwachstumsstörungen, entzündliche Veränderungen an den Lippen

Nr. 4 Kalium chloratum D6 | Kaliumchlorid

ANTLITZZEICHEN/SIGNATUREN: bläulich-milchig wirkendes Gesicht (wie Alabasterstatue), Aufhellung vorwiegend an oberen und unteren Augenlidern, sie wirken weißlich-milchig (= »Augenbrille«), auch bläulich-rötliche Verfärbung möglich; Zunge kann weißlich bis weißgrau belegt sein, sieht aber nicht schleimig, sondern trocken aus; weißlicher Auswurf; weiche Warzen an den Händen

BESONDERHEIT: Die Nr. 4 ist das Salz für die Schleimhäute. Sie ist angezeigt, wenn sich die Schmerzen bei Bewegung verschlimmern.

ANWENDUNGSGEBIETE:

- Entzündungen der Schleimhäute (Nase, Rachen, Brust und Magen-Darm-Bereich); Fettunverträglichkeit; harmlose und weiche Lymphknotenschwellung nach Infekten
- Erkältungskrankheiten – als Folgemittel von Nr. 3 Ferrum phosphoricum D12 (zum Beispiel Hals- und Rachenentzündung); Mundschleimhautgeschwüre (Aphthen). Knacken im Ohr bei Tubenkatarrh, auch mit Schwerhörigkeit; verstopfte Nase; Neigung zur Polypenbildung; weißlicher Auswurf, weißliches Sekret aus Nase und Augen
- Husten bei Bronchitis; immer wiederkehrende Entzündungen der Bronchialschleimhaut
- Magen- und Darmschleimhautentzündung; Über- und Untersäuerung des Magens
- akute und chronische Blasenentzündung, Nierenbeckenentzündung, Nierenschwäche. Menstruationsstörungen mit dicklich-schwärzlichem Blut
- Sehnen- und Sehnenscheidenentzündungen, Schleimbeutelentzündungen, rheumatische Gelenk- und Muskelentzündungen (im Anschluss an Nr. 3 Ferrum phosphoricum D12)
- entzündliche Hautschwellungen mit Rötung (zusammen mit Ferrum phosphoricum), Hautausschläge (Flechten mit weißlicher Auflagerung oder weißer Schuppung). Cellulite; Verletzungen und Verbrennungen ersten und zweiten Grades

Nr. 5 Kalium phosphoricum D6 | Kaliumphosphat

ANTLITZZEICHEN/SIGNATUREN: Gesicht gräulich verfärbt, wie mit Asche bestrichen, schmutzig, ungewaschen; untere Lider können ebenfalls grau-schmutzig, fahl und blass wirken und die Schläfen sehen eingefallen aus; Zunge wie mit Senf bestrichen, auch mit unangenehmem, nach Fäulnis riechendem Mundgeruch; Neigung zu blutendem Zahnfleisch; generelle Muskelschwäche; Mundhöhle und Zunge oft trocken; Stuhlgang riecht nach Fäulnis und Zersetzung

BESONDERHEIT: Die Nr. 5 ist das Nervensalz der Biochemie. Das Salz ist angezeigt, wenn sich die Schmerzen durch körperliche Anstrengung verschlimmern, bei Gliederschmerzen, wenn sich diese durch leichte Bewegung bessern.

ANWENDUNGSGEBIETE:

- allgemeine Schwäche (geistig, körperlich, nervlich); Ruhelosigkeit und Reizbarkeit; Verstimmungszustände; Erschöpfungsdepression (nach psychischer, körperlicher oder geistiger Verausgabung); Schlafstörungen (infolge ruhelosen Kreisens von Gedanken); Gedächtnisschwäche, Aufmerksamkeitsstörungen; nervös bedingter Schwindel
- Mundschleimhautentzündungen (Aphthen, oft übel riechend); Zahnfleischbluten; Kopfschmerzen mit großer Schwäche
- Herzmuskelschwäche, Herzrhythmusstörungen
- Magenerschlaffung, Magenerweiterung; bei Fäulnisprozessen mit Blähungen und Winden im Darm; nervöse Durchfälle, auch aufgrund einer Schwäche des Afterschließmuskels
- nervöse Blasenschwäche
- Neuralgien; Krämpfe
- kreisrunder Haarausfall; hartnäckige Entzündungen und Geschwüre, die übel riechen

Nr. 6 Kalium sulfuricum D6 | Kaliumsulfat

ANTLITZZEICHEN/SIGNATUREN: Gesicht wirkt gelblich-bräunlich, ockerfarben; vor allem um Mund und Nase herum; gelblich-bräunliche Lider; Zunge kann gelblich-schleimig belegt sein; Hautabschuppungen und chronische gelbliche Absonderungen (Wundsekret, Schleim) am Körper

BESONDERHEIT: Die Nr. 6 ist das Salz bei allen chronischen Entzündungen. Es ist angezeigt bei Beschwerden, vorwiegend Schmerzen, die sich beim Aufenthalt in geschlossenen, auch warmen Räumen und gegen Abend verschlimmern, hingegen im Freien, bei geöffnetem Fenster und in kühler Luft bessern.

ANWENDUNGSGEBIETE:

- Gefühl der Schwere, Frösteln, Ängstlichkeit, Traurigkeit, Müdigkeit und Erschöpfung aufgrund von Sauerstoffverteilungsstörungen im Körper; generell bei allen chronischen Entzündungen, die mit gelblichem Auswurf oder Sekret einhergehen; bei Belastung mit Giftstoffen
- Kehlkopfkatarrh; Zahn- und Kopfschmerzen; chronische Bindehautentzündung, chronischer Schnupfen, chronischer Rachenkatarrh; chronische Mittelohrentzündung
- chronische Bronchitis; Herzklopfen nach Aufregung
- chronisch gewordene Magen- und Darmschleimhautentzündungen; unterstützend bei Lebererkrankungen und Funktionsschwäche der Leber
- chronische Blasenentzündung
- Arthrose, Gliederschmerzen, wandernde rheumatische Schmerzen in den Gelenken und Gliedmaßen
- chronische Hautausschläge; Hautabschuppungen (dieses Salz unterstützt die Hautzellneubildung); generell Störungen des Haar- und Nagelwachstums; Schuppenflechte

Nr. 7 Magnesium phosphoricum D6 | Magnesiumphosphat

ANTLITZZEICHEN/SIGNATUREN: unnatürliche Gesichtsröte an den Wangen (»Magnesiumröte«), so als hätte man zwei Münzen links und rechts der Nasenflügel hingelegt; Neigung zum Erröten; müder Blick; Zunge ist rein, kann aber auch leicht gelblich glänzen

BESONDERHEIT: Die Nr. 7 ist das Krampf- und Schmerzmittel. Beschwerden wie Schmerzen bessern sich durch Druck oder Wärme, sie verschlimmern sich bei Berührung.

ANWENDUNGSGEBIETE:

- Schmerzen und Krämpfe; Erregung, Anspannung; Einschlafstörungen aufgrund innerer Unruhe; kindliche Hyperaktivität
- Zahnschmerzen, Gesichtsschmerzen; Krämpfe bei Kindern während des Zahndurchbruchs; Beklemmungsgefühl im Hals (»Kloß im Hals«); nervöser Tic (Lidzucken)
- Kitzel- und Reizhusten, Hustenkrämpfe, Bronchialkrämpfe, wie sie beim Asthma auftreten; Beklemmungsgefühl im Brustraum; leichte Herzschwäche, Herzbeklemmung (zum Arzt)
- Bauchkrämpfe; schmerzhafte Blähungen, Bauchgrimmen
- Unterleibskrämpfe, zum Beispiel während der Menstruation
- Muskelkrämpfe wie Wadenkrämpfe; Nerven- und Muskelschmerzen; Gliederschmerzen; Muskelhartspann, Muskelkater
- Juckreiz; sensible, schmerzende Haut

Nr. 8 Natrium chloratum D6 | Natriumchlorid, Kochsalz

ANTLITZZEICHEN/SIGNATUREN: Haut im Gesicht großporig und schmierig, besonders an den Augenlidern, wirkt wie mit einem Gelatinefilm überzogen; wässrig-gedunsenes Aussehen, Platzbacken; trockene, auch feuchte Zunge mit Schleimstraßen oder kleinen Bläschen am Zungenrand

BESONDERHEIT: Die Nr. 8 ist der Wasserregulator, das Salz für den Flüssigkeitshaushalt.

ANWENDUNGSGEBIETE:

- Frieren, Kältegefühl, Schwäche, allgemeiner Kräfteverfall
- zu geringe Schleim- und Schweißabsonderung, Trockenheit in Mund, Rachen, Nase und an den Augen; Ödeme (Hautschwellungen); tränende Augen, feuchte Aussprache, Speichelfluss, Fließschnupfen; Depression mit Weinerlichkeit
- Verstopfung mit trocken aussehendem Stuhlgang (Schleimmangel im Darm); wässriger Durchfall; Magenkatarrh (mit Erbrechen von wässrigem Schleim)
- Gelenkbeschwerden mit Krachen und Knacken durch zu geringe Bildung von Gelenkschmiere
- trockene Haut; Hautschwellungen (Ödeme); Insektenstiche; Hautbläschen mit wasserhellem Inhalt (zum Beispiel Lippenbläschen); Kopfhautschuppen; Cellulite

Nr. 9 Natrium phosphoricum D6 | Natriumphosphat

ANTLITZZEICHEN/SIGNATUREN: fettige Haut im Gesicht (stumpfer Fettglanz, Speckglanz der Nase), Mitesser, schlaffe Wangen; Zunge oft feucht, schimmert goldgelb; Gichttophi (Knötchen) an den Ohren

BESONDERHEIT: Die Nr. 9 ist das Salz für den Stoffwechsel.

ANWENDUNGSGEBIETE:

- Störungen im Körper aufgrund von Problemen mit Säuren: Fettsäuren, Harnsäure, Magensäure, Gallensäuren. Reiseübelkeit; Adipositas bei Störungen des Fettstoffwechsels

- Mandelentzündung
- Störungen der Fettverdauung (Fettsäure), Sodbrennen, zu viel Magensäure; Unverträglichkeit von Milchsäure; Blähungen, Winde, fettig aussehender Stuhl (Fettstuhl, Seifenstuhl); Ausscheidungen, die sauer riechen wie sauer riechendes Erbrochenes; saures Aufstoßen; gelblich-grünliche Durchfälle mit Bauchschmerzen; Roemheld-Syndrom (Blähungen, Atemnot infolge eines aufgetriebenen Leibs, Herzstechen durch Kompression der Lunge); unterstützend bei Diabetes
- Blasen- und Harnleiterentzündung
- Gelenkbeschwerden, die an das vermehrte Auftreten von Harnsäure gekoppelt sind (Gicht); Muskelkater
- fettige Haut und Haare, stumpfer Fettglanz, Mitesser, verstopfte Poren, Akne; Milchschorf; schwammige Haut, Hängebacken

Nr. 10 Natrium sulfuricum D6 | Natriumsulfat

ANTLITZZEICHEN/SIGNATUREN: aggressiv schimmernde Röte im Gesicht, rote Nase, rötlich-bläuliche Wangen; Gesichtsröte mit Aussparung des Nase-Mund-Dreiecks; grünlich-gelbliche Schattierungen, vorwiegend an der Stirn; Gesicht wirkt bei stärkerem Mangel aufgedunsen, wässrig; Augenweiß kann sich gelblich verfärben; Zunge schmutzig, bräunlich oder grünlich belegt; Neigung zu Ödemen

BESONDERHEIT: Die Nr. 10 ist das Ausleitungsmittel der Biochemie. Es ist angezeigt, wenn sich vorhandene Beschwerden bei feuchtem Wetter und in der Nähe von Gewässern verschlimmern, sich bei trockenem Wetter und in trockenen Räumen dagegen bessern.

ANWENDUNGSGEBIETE:

- Wasseransammlungen im Körper; Störungen des Fettstoffwechsels (Adipositas); Depressionen nach Kopf- und Wirbelsäulenverletzungen; Neigung zu Melancholie
- Katarrhe mit gelbgrünem Sekret; Grippe; chronisch hartnäckige Schleimhautkatarrhe
- Asthma, Bronchitis (schlimmer in feuchter Luft)
- Verstopfung, Winde, Blähungen; bei allen Störungen der Sekretabsonderung von Verdauungsorganen (Bauchspeicheldrüse, Gallenblase, Dünn- und Dickdarm); unterstützend bei Darmpilzen; gelblich-grünliche Durchfälle, auch Durchfälle, die vermehrt morgens auftreten; unterstützend bei Altersdiabetes
- unwillkürlicher Harnabgang, Tröpfeln und Bettnässen
- rheumatische Beschwerden, die auftreten, wenn das Barometer fällt (Barometerrheumatismus)
- Hautbläschen mit gelblicher Flüssigkeit; nässende Hautausschläge, fettige Haut; Feigwarzen, Warzen an den Händen; aggressive Entzündungen wie heftige Akne, Kupferfinnen

Nr. 11 Silicea D 12 | Siliziumdioxid

ANTLITZZEICHEN/SIGNATUREN: Haut im Gesicht schlaff, welk, trocken, dünn und gespannt (Glasurglanz, trockener Glanz, wie oft am Schienbein zu sehen); bei starkem Mangel Krähenfüße an den Augen; Haarwachstumsstörungen; Augen wirken, als lägen sie in tiefen Höhlen; Zunge oft trocken, morgens kann sich seifiger Geschmack bilden; Haltungsschäden, Haltungsschwäche; schwache Gelenke, Bänder und Sehnen

BESONDERHEIT: Die Nr. 11 gilt als biochemisches Kosmetikum: das Salz für Haut, Haare und Nägel.

ANWENDUNGSGEBIETE:

- Abwehrschwäche; Bindegewebsschwäche; Schwund von Bindegewebe, Aufbau- und Ernährungsstörungen des Körpers nach zehrenden Krankheiten; Arteriosklerose
- Eiterungsprozesse; bei immer wiederkehrenden Mittelohrentzündungen
- Blähungen und Winde
- Arthrose, Gicht, rheumatische Beschwerden, krankhafte Knorpelveränderungen; Haltungsschäden, Spreiz- und Senkfüße; Schlottergelenke; Bandscheibenschwäche; Knochenhaut- und Sehnenscheidenentzündungen; zur Osteoporosevorbeugung und bei Entwicklungs- und Wachstumsstörungen
- Falten, brüchige und stumpfe Haare, brüchige und schlecht wachsende Finger- und Zehennägel; trockene, raue Haut, Neurodermitis, Schuppenflechte; Akne (vorwiegend an Stirn, Nacken und am Rücken); Nagelpilzerkrankungen; Hauteiterungen; Störungen der Wundheilung (die Haut heilt nach Verletzungen schlecht)

Nr. 12 Calcium sulfuricum D6 | Kalziumsulfat

ANTLITZZEICHEN/SIGNATUREN: Dr. Kurt Hickethier selbst hat keine Antlitzzeichen für Calcium sulfuricum beschrieben. Die heute genannten Signaturen differieren stark. Zur Orientierung am besten geeignet sind die von Hermann Deters und Dieter Schöpwinkel angegebenen: aschfahles Gesicht mit grau-bläulichem Schimmer; Zunge wirkt im hinteren Bereich wie mit halbtrockenem Lehm bestrichen.

BESONDERHEIT: Die Nr. 12 ist das Salz bei eitrig-chronischen Entzündungen. Es ist angezeigt, wenn Beschwerden durch Feuchtigkeit, in warmen Räumen und bei Zugluft zunehmen, sich aber in trockener Luft draußen bessern.

ANWENDUNGSGEBIETE:

- Stoffwechselträgheit, Ausscheidungsschwäche der Entgiftungsorgane Darm, Lymphe, Leber-Galle, Nieren
- hartnäckige Nebenhöhlenentzündungen; chronischer Schnupfen mit gelblichem Sekret
- chronisch eitrige Bronchitis
- chronische, hartnäckige Blasenentzündung
- chronisch rheumatische, entzündliche Gelenkerkrankungen
- chronisch eitrige Entzündungen; Hauteiterungen wie Gerstenkorn (mit Öffnung nach außen); hartnäckige Akne

Nr. 13 Kalium arsenicosum D6 | Kaliumarsenit

ANTLITZZEICHEN/SIGNATUREN: Nagelmissbildungen, trockene, brüchige Nägel; generell trockene Haut

BESONDERHEIT: Die Nr. 13 ist angezeigt bei periodischem Auftreten der Beschwerden und wenn diese bei Tiefdruck (Barometer fällt) schlimmer werden sowie bei Kälte, abends, um Mitternacht und durch feuchte Witterung.

ANWENDUNGSGEBIETE:

- Schlafstörungen; Depressionen; Anämie
- Schnupfen, Rachenentzündung; trockene Augenbindehautentzündung mit Sandkorngefühl, Lidödeme; Ohrgeräusche (Tinnitus); Mandelentzündung
- Asthma bronchiale; trockene Bronchitis; Herzschwäche
- Magen- und Darmschleimhautentzündung; Leberverfettung
- schmerzhafte oder unregelmäßige Regelblutung
- Krämpfe, Muskelzuckungen

- hartnäckige Ekzeme mit Juckreiz; Schuppenflechte; trockene, schuppige, welke Haut; schmerzhafte Hautfurchen an Ellbogen und Knien; Ekzeme zwischen Fingern und Fußzehen; übermäßiges Schwitzen, chronische Hauterkrankungen

Nr. 14 Kalium bromatum D6 | Kaliumbromid

ANTLITZZEICHEN/SIGNATUREN: Haut im Gesicht und am Körper wirkt spröde und trocken

BESONDERHEIT: Die Kombination mit anderen Salzen hat sich bewährt. Die Nr. 14 hilft, wenn sich die Beschwerden bei Bewegung etwas bessern, in Ruhe verschlimmern.

ANWENDUNGSGEBIETE:

- Depression; Unruhe, Schlaflosigkeit; Nervenschwäche; generell bei Entzündungen (Nase, Mund, Rachen, Magen, Darm)
- Seh- und Hörstörungen; Kopfschmerz mit Druckgefühl; Gedächtnisschwäche; Schnupfen mit brennendem Sekret; Über- und Unterfunktion der Schilddrüse
- Schluckauf; Asthma, Atemnot; Bronchitis
- zu schwache, schmerzhafte Menstruation; Bettnässen
- Nervenschmerzen, Gehstörungen, Lähmungsgefühl
- überempfindliche, trockene Haut, Schuppenflechte, diffuser Haarausfall, Ekzeme mit Borken; Akne (chronisch); Nesselsucht; Rosacea (Kupferfinnen)

Nr. 15 Kalium jodatum D6 | Kaliumjodid

ANTLITZZEICHEN/SIGNATUREN: hervortretend wirkende Augen; rote Nasenspitze; Blässe, eingefallene, umringte Augen

BESONDERHEIT: Die Nr. 15 hilft, wenn sich die Beschwerden durch Nässe, Kälte und nachts verschlimmern. Sie werden besser bei feucht-heißem Wetter und Bewegung an frischer Luft.

ANWENDUNGSGEBIETE:

- Abmagerung, oft erkältet
- Katarrhe; wässriger Schnupfen (brennendes Sekret) und andere Erkältungskrankheiten; Funktionsstörung der Schilddrüse; Gesichtsneuralgie; Heuschnupfen; Ohrgeräusche; Karies
- allergisch bedingtes Asthma; hoher Blutdruck
- Durchfall
- Blasen- und Harnleitererkrankungen
- Nacken- und Rückenschmerzen; Ischias; Kniegelenksarthrose, Knochenerweichung; Schmerzen in der Lendengegend; Schmerzen der Knochenhaut; rheumatische Erkrankungen
- Analfissuren (-furchen) bei Kindern; Hautschwellungen; Akne

Nr. 16 Lithium chloratum D6 | Lithiumchlorid

ANTLITZZEICHEN/SIGNATUREN: rote, geschwollene Nasenspitze bei Verdauungsstörungen; die Nase ist im Zimmer trocken

BESONDERHEIT: Die Nr. 16 ist angezeigt, wenn die Beschwerden morgens und auf der rechten Seite schlimmer sind sowie bei Bewegung, nach dem Aufstehen gehen sie zurück.

ANWENDUNGSGEBIETE:

- Abmagerung, Auszehrung; Depressionen; Immunschwäche; Denk- und Wahrnehmungsstörungen
- Migräne; Sehstörungen
- Bauchkrämpfe, Blähungen; Magenschleimhautentzündung
- Harnsäureablagerungen (Gicht); rheumatische Erkrankungen
- Verhärtung, Verdickung von (Narben-)Gewebe, Hautschwund nach Kortisonanwendung; Seborrhö

Nr. 17 Manganum sulfuricum D6 | Mangansulfat

ANTLITZZEICHEN/SIGNATUREN: Die Haut ist generell rau.
BESONDERHEIT: Mangan ist das am häufigsten vorkommende Metall in der Erdkruste. Die Nr. 17 ist angezeigt, wenn die Beschwerden in geschlossenen Räumen, bei Erregung und nachts stärker sind; oft besteht ein Verlangen nach frischer Luft.
ANWENDUNGSGEBIETE:

- allergische Symptome bei Immunschwäche; Lernstörungen; Anämien, die sich nach Einnahme von Eisen und Vitamin B12 nicht bessern; Hyperaktivität, Erregung; Depressionen
- trockene Schleimhäute (z. B. Mund, Rachen); Rachenentzündung; Speichelfluss; Schilddrüsenkropf trotz ausreichender Jodversorgung; Zungenbrennen; Druckgefühl in den Augen, gerötete und geschwollene Augen, Sehschwäche, Funkensehen, entzündete Lider
- Bronchitis; chronische Katarrhe der Luftwege
- Magen- und Darmschleimhautentzündung; Leberbeschwerden
- Blasenentzündung
- Arthritis, Arthrose, Gicht; Bandscheibendefekte, Knochenwachstumsstörungen, Knochenhautentzündung, Osteoporose
- Ekzeme, Schuppenflechte; Lupus-Krankheit

Nr. 18 Calcium sulfuratum Hahnemanni D6 | Kalziumsulfid

ANTLITZZEICHEN/SIGNATUREN: Hautrisse an Händen/Füßen; geschwollene Oberlippe; sauer riechender Schweiß; Riss in der Mitte der Unterlippe; Gesicht wirkt gelblich, unrein, ungesund
BESONDERHEIT: Nach Schöpwinkel wirken die Salze Nr. 6, Nr. 9 und Nr. 17 potenzierend auf die Wirkung der Nummer 18. Sollte eines dieser Salze zu Ihren Beschwerden passen, empfehle ich, es dazu einzunehmen. Dieses Salz hat sich auch zur Unterstützung bei Toxinausleitungskuren bewährt. Es ist angezeigt, wenn die Beschwerden durch kalte Luft und bei Berührung schlimmer werden; sich durch lokale Wärme bessern.
ANWENDUNGSGEBIETE:

- Melancholie; Erschöpfung; Infektanfälligkeit; seelische Überempfindlichkeit; Quecksilber- und Schwermetallbelastungen
- eitrige Entzündungen (die Potenz D6 bringt die Eiterung zur Reife, die D12 hemmt die Eiterung, wirkt einschmelzend); chronische Mandelentzündung; grauer Star
- verschleppte Bronchitis, Bronchialasthma
- unspezifischer Durchfall; Diabetes
- Impotenz
- Osteoporose
- chronische Hautkrankheiten, eitrige, schlecht heilende Haut, Nesselsucht, übermäßiges Schwitzen; empfindliche, Haut (schmerzt bei Berührung); Abszesse

Nr. 19 Cuprum arsenicosum D6 | Kupferarsenit

ANTLITZZEICHEN/SIGNATUREN: Haut kalt, wirkt leicht gelblich; auch bläulich, marmoriert; Zunge schleimig belegt; Eiweiß im Urin (Proteinurie)
BESONDERHEIT: Paracelsus (1493–1541, Naturphilosoph, Arzt) setzte Kupfersalze bei psychischen Erkrankungen, Hysterie und Lungenkrankheiten ein. Angezeigt ist die Nr. 19, wenn die Beschwerden vor der Regelblutung, bei Neumond, nachts, bei Kälte oder Berührung schlimmer werden, sich hingegen beim Trinken von kaltem Wasser und nach dem Schwitzen bessern.

ANWENDUNGSGEBIETE:

- Abwehrschwäche, Schwäche nach Krankheiten; Appetitlosigkeit; gestörtes Geschmacksempfinden; Anämie; Melancholie; Schlafstörungen
- Migräne, Krampf des Kehldeckels (Glottiskrampf)
- Herzschmerzen (Angina pectoris), Asthma bronchiale; Bronchitis mit heftigen Hustenattacken
- Durchfall mit Krämpfen, Magen- und Darmschleimhautentzündung mit Krämpfen
- Osteoporose; Krämpfe und Zuckungen, Gehstörungen; Morbus Raynaud (Gefäßerkrankung mit Verkrampfung, weißen, schmerzenden Fingern durch Kälte)
- Pigmentstörungen der Haut

Nr. 20 Kalium Aluminium sulfuricum D6 | Kalium-Aluminiumsulfat, Alaun

ANTLITZZEICHEN/SIGNATUREN: Gesicht ist gelblich wächsern; auch trocken und rau

BESONDERHEIT: Alaun wurde früher bei Durchfall und Darmblutungen verordnet, heute ist es nur noch in potenzierter Form gebräuchlich. Die Nr. 20 ist angezeigt, wenn die Beschwerden durch Bettwärme, nach dem Essen und in geschlossenen Räumen schlimmer werden, sich in frischer Luft bessern.

ANWENDUNGSGEBIETE:

- Gedächtnis- und Konzentrationsschwäche; Lernstörungen; Vergesslichkeit im Alter; leichte Depressionen; Nachtschweiß
- Tränen- und Speichelfluss; chronischer Rachenkatarrh
- chronischer Bronchialkatarrh, starker Auswurf
- Magen- und Darmkoliken mit Durchfall; Verstopfung
- Zwischenblutungen außerhalb der Regel; Blasenschwäche, Bettnässen
- Fußschweiß

Nr. 21 Zincum chloratum D6 | Zinkchlorid

ANTLITZZEICHEN/SIGNATUREN: Gesicht blass, gelb-bläulich, durchscheinend; weiße Flecken an den Nägeln

BESONDERHEIT: Die Nr. 21 ist angezeigt, wenn die Beschwerden schlimmer werden bei Berührung, während der Regelblutung, zwischen 17 und 19 Uhr, nach dem Essen und durch Wein, wenn sie sich bessern beim Essen und durch Lärm.

ANWENDUNGSGEBIETE:

- Abwehrschwäche mit häufigen Infekten; Wachstumsstörungen; Hyperaktivität, Unruhe; Depressionen
- niedriger Blutdruck
- Diabetes
- Prostataerkrankungen
- nervöse Zuckungen, auch mit Krämpfen; Neuralgien und Taubheitsgefühl; Restless-Legs-Syndrom
- Störung der Wundheilung; Akne; chronische Ekzeme; Nagel- und Haarwachstumsstörungen; vorzeitiges Ergrauen

Nr. 22 Calcium carbonicum Hahnemanni D6 | Kalziumcarbonat

ANTLITZZEICHEN/SIGNATUREN: Blässe; tief liegende Augen, dunkle Ringe, auch blaue Ringe um die Augen; geschwollene Oberlippe; helläugig; oft dickliche, plumpe Personen; Hände schwammig, kalt, weich; Gelenke überstreckbar

BESONDERHEIT: Früher wurde Kalziumcarbonat, das aus Austernschalen hergestellt wird, bei Magenschleimhautentzündung und Durchfall verordnet; es war auch in Zahnpulvern enthalten. Die Nr. 22 ist angezeigt, wenn die Beschwerden durch Anstrengung und feuchte Kälte schlimmer werden, sich durch trockenes Klima und Ruhe bessern.

ANWENDUNGSGEBIETE:

- **Ängstlichkeit; Depression; unruhiger Schlaf; Infektanfälligkeit; Fettsucht; Mathematikschwäche bei Kindern**
- **Asthma bronchiale; Bluthochdruck**
- **Mandelentzündung, chronische; Vergrößerung der Mandeln; Nasenpolypen**
- **Verdauungsstörung, chronische Magen- und Darmschleimhautentzündung; Diabetes**
- **Regelbeschwerden (schmerzhaft, übermäßig, unregelmäßig); Beschwerden in den Wechseljahren; Prostatavergrößerung**
- **Krämpfe der Muskulatur, Taubheitsgefühl; Kribbeln, Ameisenlaufen; Knochenwachstumsstörungen; Osteoporose**
- **chronische Ekzeme, Milchschorf, Neurodermitis; übermäßiges Schwitzen, Kopfschweiß; Ekzeme zwischen Fingern und Zehen; Nagelwachstumsstörungen**

Nr. 23 Natrium bicarbonicum D6 | Natriumbicarbonat, Natron

ANTLITZZEICHEN/SIGNATUREN: milchige, wässrige Haut; aufgedunsen; Leberflecke im Gesicht, gelbe Flecken; geschwollene Oberlippe; blass, blaue Augenringe, Lider geschwollen

BESONDERHEIT: Natron ist ein altes Hausmittel, unter anderem wird es bei Magenübersäuerung angewendet. Die Nr. 23 ist angezeigt, wenn sich die Beschwerden durch Sitzen, Hitze, Gewitter, geistige Anstrengung, Zugluft und Wetterwechsel verschlimmern, sich hingegen durch Bewegung und bei Zimmertemperatur bessern.

ANWENDUNGSGEBIETE:

- **Alkoholkater (im Wechsel mit Nr. 21 Zincum chloratum D6); Anämie; kalte Füße; Störungen des Stoffwechsels**
- **Schnupfen**
- **Magen- und Darmschleimhautreizungen; Sodbrennen; Völlegefühl nach schweren Mahlzeiten; Winde**
- **Insektenstiche mit Schmerz und Schwellung (Breiumschlag mit drei Tabletten); trockene Haut**

Nr. 24 Arsenum jodatum D6 | Arsentrijodid

ANTLITZZEICHEN/SIGNATUREN: trockene, schuppige Haut; fortschreitende Abmagerung

BESONDERHEIT: Arsentrijodid wurde früher gegen Lepra eingesetzt. Die Nr. 24 passt besonders gut, wenn Hautleiden sich durch Waschen, Kälte oder/und extreme Temperaturen verschlechtern, die Beschwerden sich durch Essen hingegen bessern. Oft besteht ein Verlangen nach frischer Luft.

ANWENDUNGSGEBIETE:

- **körperliche Schwäche; Gewichtsverlust; Unruhe, Angst**
- **akuter und chronischer Schnupfen, Heuschnupfen; Nebenhöhlenentzündung; Funktionsstörungen der Schilddrüse**
- **Asthma bronchiale; chronische Bronchitis**
- **Blasenfunktionsstörungen wie Bettnässen bei Kindern**
- **Entzündungen; nässende Hautausschläge; jugendliche Akne und Akne mit derben Pusteln; Schuppenflechte, Kupferfinnen**

Begleitende Anwendungen

Die hier beschriebenen Anwendungen haben sich in meiner Praxis bewährt. Manche Therapien, wie etwas Wickel und Bäder, eignen sich für zu Hause, andere sollten von einem Arzt oder Heilpraktiker durchgeführt werden.

Ansteigende Fuß- und Handbäder (Schiele-Bäder)

In der Temperatur ansteigende Fuß- und Handbäder sind ein hervorragendes Kreislauftraining. Sie verbessern die Funktion aller Organe. Die Fußbäder werden auch als Schiele-Bäder bezeichnet, nach Fritz Schiele, dem Erfinder der speziellen und in der Temperatur automatisch ansteigenden Fußbadewanne. Durch das Ansteigen der Temperatur wird die Mikrozirkulation in den Blutgefäßen gefördert und der Stoffwechsel wird angeregt. Bei Venenerkrankungen sollte das Wasser allerdings nur bis zur verträglichen Temperatur, maximal bis 39 °C, erwärmt werden.

Das brauchen Sie: entweder eine spezielle Fußbadewanne, in der sich die Temperatur automatisch erhöht (Bezugsadresse siehe Seite 141), oder eine große Schüssel und eine Tasse.

Und so wird's gemacht: Die Schüssel mit 34 °C warmem Wasser füllen und gegebenenfalls 10 bis 20 Tabletten der für Sie notwendigen Schüßler-Salze hineingeben. Nun die Füße ins Wasser stellen, das bis knapp oberhalb der Knöchel reichen muss. 15 bis 20 Minuten lang immer wieder jeweils eine Tasse Wasser entnehmen und eine Tasse mit warmem Wasser zugeben. Kontrollieren Sie die Wassertemperatur; sie muss pro Minute um etwa 0,5 °C langsam bis auf 45 °C ansteigen. Steigern Sie die Temperatur jedoch nur so lange, wie es für Sie erträglich ist. Nach dem Bad die Füße abfrottieren. Zur Hautpflege entweder die Salbe Nr. 1 oder die Salbe Nr. 11 auftragen, etwas nachruhen.

Das Fuß- oder Handbad fünf Tage lang einmal täglich durchführen, danach zwei Tage Pause – anzuwenden bis zur Besserung der Beschwerden. Beim Handbad die Hände bis zu den Handgelenken eintauchen.

Bach-Blüten

Die Bach-Blüten-Essenzen sind nach ihrem Entdecker, dem englischen Arzt Dr. Edward Bach (1886 bis 1936), benannt und werden aus wild wachsenden Pflanzen (aus Blüten von Bäumen und Blumen) gewonnen. Die Essenzen werden zum Beispiel bei Beschwerden wie Angst, Unsicherheit, Schüchternheit, Mutlosigkeit und Verzweiflung eingesetzt.

Und so wird's gemacht: Kinder und Erwachsene geben aus jeder der empfohlenen Vorratsflaschen (Stockbottle) täglich zwei Tropfen in ein Glas Wasser. Davon wird im Laufe des Tages immer wieder ein Schluck getrunken, bis das Glas leer ist.

Gesichtsdampfbad

Gesichtsdampfbäder haben sich bei Haut- und Schleimhauterkrankungen im Kopfbereich bewährt.

Das brauchen Sie: eine große Schüssel, 2–3 l kochendes Wasser, ein großes Handtuch, drei Beutel Kamillentee (oder eine Hand voll getrockneter Blüten) und 1–2 Esslöffel Steinsalz (Kristallsalz) oder Meersalz.

Und so wird's gemacht: heißes Wasser, Kamille und Salz in die Schüssel geben, den Kopf darüber halten und mit dem Handtuch Kopf und Schüssel abdecken. Falls es zu heiß ist, öffnen Sie das Handtuch an einer Stelle. Inhalieren Sie ein- bis zweimal wöchentlich 15 Minuten lang.

Helmel-Übungen

Helmel-Übungen (Helmels Blutwellübungen) gibt es seit über 80 Jahren. Hierbei handelt sich um ein von Heinrich Helmel (1893–1971) entwickeltes System dynamischer Körperbewegungen. Die Übungen basieren auf rhythmischer An- und Entspannung der Blutgefäße.
Und so wird's gemacht: Es werden verschiedene Muskelgruppen kurz angespannt und die Anspannung wird sofort wieder gelöst. Beim Anspannen der jeweiligen Muskelpartie wird ausgeatmet, beim Lockerlassen wieder eingeatmet (siehe Bücher, die weiterhelfen, Seite 141).

Hochfrequenztherapie

Die Hochfrequenztherapie wurde Ende des 19. Jahrhunderts von Nikola Tesla entdeckt und war vor dem Zweiten Weltkrieg in Deutschland weit verbreitet. Sie wirkt entzündungshemmend, schmerzstillend und wundheilend, außerdem werden die Funktionen der inneren Organe angeregt. Die Hochfrequenztherapie wird in naturheilkundlichen Praxen angewandt, es gibt aber auch Geräte für die Behandlung zu Hause.
Und so wird's gemacht: Über Glaselektroden werden elektromagnetische Wellen (Hochfrequenzströme) auf den Körper gebracht – dort erzeugen sie eine verstärkte Durchblutung, Wärme und erhöhte Sauerstoffversorgung.

Nasenspülung, Nasendusche

Täglich durchgeführt, schützt die Nasenspülung vor Erkältungskrankheiten, sie hilft auch bei Kopfschmerzen und Schlaflosigkeit. Durch die Spülung werden die Schleimhäute ausgewaschen. Auch bei Heuschnupfen hat sie sich bewährt.
Das brauchen Sie: eine Nasendusche aus der Apotheke, in die Sie die Salz-Wasser-Lösung füllen. Die Spülung sollte mit physiologischer Kochsalzlösung (Apotheke) oder mit zehn Tabletten der Nr. 8 Natrium chloratum D3 auf eine Tasse Wasser durchgeführt werden.
Und so wird's gemacht: Halten Sie den stielförmigen Ausguss zunächst in das eine Nasenloch und lassen Sie Wasser in die Nase fließen; den Kopf beugen Sie dabei leicht nach vorne. Nun läuft die Flüssigkeit durch die Nase und beim anderen Nasenloch wieder heraus. Diesen Vorgang wiederholen Sie mit dem anderen Nasenloch. Anschließend die Nase putzen und mehrere Male durch die Nase ein- und ausatmen.

Ohrkerzen, indianische

Ohrkerzen bestehen aus Bienenwachs und natürlichem Gewebe. Sie wirken beruhigend und helfen bei Ohrensausen, Stress, Nasen- und Nasennebenhöhlen-Irritationen sowie Hyperaktivität. Achtung: Ohrkerzen dürfen nicht bei Trommelfellerkrankungen und Ohrentzündungen eingesetzt werden!
Das brauchen Sie: Ohrkerzen aus Apotheke/Esoterikladen.
Und so wird's gemacht: Zünden Sie eine Ohrkerze mit einem Streichholz an der körperentfernten Stelle an. Dann stecken Sie sie in den mit Vaseline oder einer Schüßler-Salbe dünn eingecremten Gehörgang. Lassen Sie die Ohrkerze bis zur Markierung (etwa bis auf ein Drittel der Kerze) abbrennen. Bei generellen Problemen wie Stress oder Tinnitus behandeln Sie beide Ohren, sonst nur das betroffene Ohr (zwei- bis dreimal pro Woche, Dauer der Kur: vier Wochen).

Ölziehen

Das Ölziehen, Ölsaugen oder Ölspülen hat sich vor allem bei Erkrankungen im Mundraum, bei Zahnfleischbeschwerden sowie Beschwerden der Ohren und Nebenhöhlen bewährt.

Und so wird's gemacht: Nehmen Sie einen Esslöffel kaltgepresstes Sonnenblumenöl, ziehen Sie das Öl 10 bis 15 Minuten durch die Zähne und „kauen" Sie damit. Danach spucken Sie es aus, spülen den Mund mit warmem Wasser aus und putzen anschließend die Zähne. Die Anwendung sollte kurmäßig für einige Wochen täglich morgens erfolgen.

Pflanzensäfte

Die Wirkung von Pflanzensäften (erhältlich in Apotheken, Drogerien und Reformhäusern) wird bei den unterschiedlichsten Erkrankungen seit langem gelobt.
Und so wird's gemacht: Um einen frischen Pflanzensaft selbst herzustellen, nehmen Sie (je nach Größe) fünf bis zehn Blätter frischer Pflanzen für ein großes Glas und pürieren diese mit Heilwasser in einem Mixer. Der Pflanzensaft sollte natürlich umgehend getrunken werden. Empfohlen wird ein Glas pro Tag. Dauer der Kur: vier Wochen.

Schröpfen, Schröpftherapie, Schröpfkopfmassage

Das Schröpfen ist ein altes naturheilkundliches Verfahren, um Durchblutung, Entgiftung sowie Haut- und Muskelstoffwechsel anzuregen. Es eignet sich auch zur Festigung von Gewebe.
Und so wird's gemacht: Schröpfköpfe aus Glas oder Kunststoff werden auf die Haut aufgesetzt, und mittels eines Gummisaugballs wird ein Unterdruck erzeugt. Dadurch wird die Haut in den Schröpfkopf gezogen. Darunter liegende Organe und Muskeln werden stärker durchblutet, Schlackenstoffe abtransportiert. Zum Schröpfen werden spezielle Vakuumschröpfpumpen verwendet.

Spagyrische Eigenblut- und Eigenurin-Therapie

Bei der spagyrischen Eigenblut- und Eigenurin-Therapie werden Blut und Urin des Patienten durch Destillation, Veraschung und Filtration zu individuellen Heilmitteln (= Dote) verarbeitet. Beim Verarbeitungsprozess entstehen Kristalle, die zu diagnostischen Hinweisen herangezogen werden können (= Blutkristallisation/-analyse). Es ist empfehlenswert, die Dote mehrere Monate lang einzunehmen.

Wickel und Kompressen mit Salben

Heiße und warme Wickel (Umschläge) und trockene Salbenkompressen (Auflagen) wirken oft wunderbar. Sie lassen sich hervorragend mit Salben zubereiten. Die warme Anwendung wirkt entkrampfend, schmerzstillend, durchblutungsfördernd und beschleunigt die Heilung.
Das brauchen Sie: Neben der Salbe benötigen Sie ein sauberes Baumwolltuch (z.B. ein Geschirrhandtuch), das Sie auf die Größe der zu behandelnden Stelle zusammenfalten.
Und so wird's gemacht: Beim *Wickel* tragen Sie die ausgewählte Salbe auf die erkrankte Körperstelle auf (z.B. Bauch). Darüber legen Sie ein in heißem Wasser getränktes und ausgewrungenes Baumwolltuch – so warm wie verträglich. Darüber fixieren Sie ein trockenes Wolltuch und darauf legen Sie eine Wärmflasche. Belassen Sie den Wickel etwa 30 Minuten auf der Haut.
Bei der *Kompresse* nehmen Sie statt des feuchten Baumwolltuchs ein trockenes und fixieren es auf der Haut, nachdem Sie die erforderliche Schüßler-Salbe aufgetragen haben. Die trockene Kompresse belassen Sie für einige Stunden auf der Haut. Wenn Sie vor der Anwendung für etwa 10 Minuten ein feuchtes Baumwolltuch auf die zu behandelnde Körperstelle legen, wird die Aufnahme der Salbe noch verbessert.

Bücher, die weiterhelfen

→ Frawley, David: **Neti – Die Heilgeheimnisse des Yoga und Ayurveda:** Das Handbuch für die Nasenspülung und Pranaheilung. Windpferd Verlagsgesellschaft, Oberstdorf

→ Goodrich, Janet: **Natürlich besser sehen.** VAK Verlags GmbH, Kirchzarten

→ Heepen, Günther H.: **Das Heilwissen der Hildegard von Bingen.** Gräfe und Unzer Verlag, München

→ Heepen, Günther H.: **Schüßler-Salze – Der Große GU Ratgeber.** Gräfe und Unzer Verlag, München

→ Heepen, Günther H.: **Maxi-Quickfinder Schüßler-Salze.** Gräfe und Unzer Verlag, München

→ Heepen, Günther H.: **Schüßler-Salze.** Der Große GU Kompass. Gräfe und Unzer Verlag, München

→ Heepen, Günther H.: **Schüßler-Salze – Das Basisbuch.** Gräfe und Unzer Verlag, München

→ Heepen, Günther H.: **Hormone natürlich regulieren.** Gräfe und Unzer Verlag, München

→ Heepen, Günther H.: **Schüßler-Salze für Kinder.** Gräfe und Unzer Verlag, München

→ Heepen, Günther H.: **Chaos im Darm.** Gräfe und Unzer Verlag, München

→ Heepen, Günther H.: **Die sanften 3 der Naturheilkunde.** Gräfe und Unzer Verlag, München

→ Helmel, Heinrich: **Blutwell-Übungen und Helmel-Atemgymnastik.** Heinrich Schwab Verlag, Argenbühl

→ Schüßler, Wilhelm Heinrich: **Eine abgekürzte Therapie.** WzG Verlag, Dormagen

→ Schwartz, Dieter: **Vernunft und Emotion – Die Ellis Methode.** Verlag Modernes Leben/Borgmann, Dortmund

Zeitschrift

→ **Weg zur Gesundheit,** Zeitschrift für Biochemie
Herausgeber: WzG Verlag GmbH
In der Kuhtrift 18
41541 Dormagen

Adressen, die weiterhelfen

Therapeutenverzeichnis, Vereinsanschriften

→ **Biochemischer Bund Deutschlands e.V.**
In der Kuhtrift 18
41541 Dormagen
www.biochemie-online.org

→ **Deutsche Homöopathie-Union**
DHU-Arzneimittel GmbH & Co. KG
Ottostraße 24
76227 Karlsruhe
www.schuessler.dhu.de

→ **Deutsches Institut für Rational-Emotive & Kognitive Verhaltenstherapie (DIREKT) e.V.**
Veitshöchheimer Str.16
Alter Hafen
97080 Würzburg
www.ret-revt.de

→ **HSI-Spagyrik-Institut GmbH**
Labor für klinische und spagyrische Diagnostik
Hamburger Str. 273a
38114 Braunschweig
www.spagyrik.com

Bezugsadressen

→ **Schiele-Fußbadewanne:**
Fritz Schiele, Arzneibäder-Fabrik GmbH
Industriestraße 8 b
25462 Rellingen

→ **Schröpf-Vakuumpumpen:**
Fröhle GmbH
Schömberger Straße 82/1
72336 Balingen
www.froehle.de

Vortrags-, Seminar und Therapieangebote

www.guenther-heepen.com

Register

Impressum

© 2007 GRÄFE UND UNZER VERLAG GmbH, Postfach 860366, 81630 München

GU ist eine eingetragene Marke der GRÄFE UND UNZER VERLAG GmbH, www.gu.de

ISBN 978-3-8338-6513-8
6. Auflage 2024

Alle Rechte vorbehalten. Nachdruck, auch auszugsweise, sowie Verbreitung nur mit schriftlicher Genehmigung des Verlages. Die automatisierte Analyse des Werkes, um daraus Informationen insbesondere über Muster, Trends und Korrelationen gemäß § 44b UrhG („Text und Data Mining") zu gewinnen, ist untersagt.

Projektleitung: Ilona Daiker
Lektorat: Irmela Sommer
Bildredaktion: Henrike Schechter
Herstellung: Martina Koralewska, Katharina Schumann
Layout und Umschlaggestaltung: Independent Medien-Design, Horst Moser, München
Satz und Repro: Longo AG, Bozen
Druck und Bindung: Dimograf

Bildnachweis DHU: Seite 127; GU-Archiv: Seite 15 ff. (alle Illustrationen von Isabelle J. Fischer); Cover: Horst Moser; Jump

Syndication:
www.imageprofessionals.com

Wichtiger Hinweis
Die Gedanken, Methoden und Anregungen in diesem Buch stellen die Meinung bzw. die Erfahrung des Verfassers dar. Sie wurden vom Autor nach bestem Wissen erstellt und mit größtmöglicher Sorgfalt geprüft. Sie bieten jedoch keinen Ersatz für kompetenten medizinischen Rat. Jede Leserin, jeder Leser ist für das eigene Tun und Lassen selbst verantwortlich und sollte in Zweifelsfällen oder bei länger andauernden Beschwerden immer einen Arzt oder Heilpraktiker aufsuchen. Weder der Autor noch der Verlag können für eventuelle Nachteile oder Schäden, die aus den im Buch gegebenen praktischen Hinweisen resultieren, eine Haftung übernehmen.

GRÄFE UND UNZER
Ein Unternehmen der
GANSKE VERLAGSGRUPPE

QUALITÄTS GARANTIE

LIEBE LESERINNEN UND LESER,

wir wollen Ihnen mit diesem Buch Informationen und Anregungen geben, um Ihnen das Leben zu erleichtern oder Sie zu inspirieren, Neues auszuprobieren. Wir achten bei der Erstellung unserer Bücher auf Aktualität und stellen höchste Ansprüche an Inhalt und Gestaltung. Alle Anleitungen und Rezepte werden von unseren Autoren, jeweils Experten auf ihren Gebieten, gewissenhaft erstellt und von unseren Redakteur*innen mit größter Sorgfalt ausgewählt und geprüft.

Haben wir Ihre Erwartungen erfüllt? Sind Sie mit diesem Buch und seinen Inhalten zufrieden? Wir freuen uns auf Ihre Rückmeldung. Und wir freuen uns, wenn Sie diesen Titel weiterempfehlen, in Ihrem Freundeskreis oder bei Ihrem Online-Kauf.

Sollten wir Ihre Erwartungen so gar nicht erfüllt haben, tauschen wir Ihnen Ihr Buch jederzeit gegen ein gleichwertiges zum gleichen oder ähnlichen Thema um.

KONTAKT ZUM LESERSERVICE

GRÄFE UND UNZER VERLAG
Grillparzerstraße 12
81675 München
www.gu.de